臨床瞑想法

心と身体がよみがえる4つのメソッド

大下大圓

編著

日本看護協会出版会

■執筆者一覧

編集・執筆　序章～第5章
　　大下　大圓　　飛騨千光寺住職

第5章　事例執筆［執筆順］
　　斎藤　明子　　緩和ケア認定看護師
　　兼久　満　　　糸満晴明病院臨床心理士
　　日置　洵子　　あさひデイサービスセンター生活相談員
　　成井　阿里　　真言宗仙光院副住職、スピリチュアルケアワーカー
　　大下　真海　　飛騨千光寺副住職、臨床心理士
　　佐藤　弘子　　ひろっこ母乳と育児の相談室代表
　　越山　智子　　東京大学医学部附属病院看護師長
　　渡邊　理江　　岐阜県立多治見病院病棟看護師
　　梶山　徹　　　関西電力病院緩和医療科医師
　　奥野　芳茂　　芦屋放射線治療クリニックのぞみ診療部長
　　浅田　弘子　　浅田診療所内科医、産業医
　　上野かず子　　「KAZU」ヒューマン・ヴァイタル・サポート代表
　　得丸　定子　　上越教育大学教授
　　髙山　誓英　　臨床宗教師、成田山真如院札幌分院住職
　　伊東和香子　　認定スピリチュアルケアワーカー、有限会社翁堂代表取締役
　　玉置　妙憂　　在宅看護ステーション僧侶、看護師
　　大下　大圓　　T内科クリニック、認定スピリチュアルケアワーカー

はじめに～瞑想は心身を健やかに保つ最良のツール

　瞑想は、誰でも、いつでも、どこでもはじめられる、究極の自己回復ツールです。本書は、自分自身で瞑想を味わえるようになること、さらに他者へのリード（指導）ができるようになることを目指す手引き書です。日常生活に瞑想を取り入れて、快適な生活環境を手に入れるとともに、他者へのケアに役立てていただきたいという気持ちから書籍としてまとめました。

　私は、これまで対人援助にかかわる方と多くのご縁をいただいてきました。私自身が僧侶ですので宗教家は当然ですが、医師、看護職をはじめとする医療関係者や、介護や福祉の現場の方、教育者など、人々のケアにかかわる皆さんのストレスフルな現況を知るにつけ、それを少しでも改善し、お役に立ちたいと願うようになったことが背景にあります。

　一例を挙げますと、「第1回看護職員需給見通しに関する検討会」資料（厚生労働省、2014年）によれば、「現在就業していない看護師等が直近の就業先を離職した理由（複数回答）」として、「妊娠・出産」が最も多く、次いで「自分の健康状態（身体的なものと精神的なもの）」があり、「子育て」「時間外労働（残業）が多い」「医療事故への不安」「親族の健康状態・介護」「責任の重さ」「適性・能力への不安」「職場でのいじめや嫌がらせ」「同僚との関係が悪い」「家事との両立困難」などが続いています。

　他のケアに関する職種についても、離職や退職にはさまざまな要因が挙げられますが、現代の職場環境がかなりストレスフルな状況に陥っていることは否めません。

　そこで、本書は医療や福祉を中心に、心理、教育、宗教など、さまざまな分野で対人援助職に就いている皆さんが、自分の仕事や生活に生きがいや意味をもって、なおかつ心身ともに健全に生きることができるように、また、対人援助の場面でも他者によい影響を及ぼすことができるように、瞑想のツールを活用していただきたいと提案するものなのです。

*

　本書は5章から成っています。
　序章「瞑想を人々の暮らしに活かす」では、現代のストレス社会を生き抜くうえで、瞑想が優れたツールであることを紹介して、その有用性を宣言しています。

第1章「瞑想をはじめよう」では、一人で行う瞑想の具体的な手順を確認していきます。

　第2章「臨床瞑想法の理解」では、対人援助を目的とする臨床瞑想法の構造やスピリチュアルケアとの関連、縁生について詳しく説明します。

　第3章「臨床瞑想法の4つのメソッド」は本書の中核を構成する部分で、臨床瞑想法の4つのメソッド（ゆるめる・みつめる・たかめる・ゆだねる）について、理論と実践の両面から紹介していきます。

　第4章「クライアントをリードする臨床瞑想法の実際」では、セラピストが対人援助を目指して行う臨床瞑想法の具体的な流れを示します。病気療養中であるなど、クライアントの状況に応じてアレンジすることが可能です。

　第5章「臨床瞑想法の実践例」では、私が代表を務める臨床瞑想法教育研究所主催の「臨床瞑想法指導者養成講習会」を修了された方を中心に、さまざまな場面でクライアントへのケアに瞑想を活用した事例を17例集めています。医師、看護師、助産師、臨床心理士、スピリチュアルケアワーカー、僧侶などが瞑想の活用例を紹介し、なおかつご自身の背景などにも触れていますので、これまで瞑想を特別なものとして考えていた方にも、これらの事例を通じて、「私にもできそう」と身近にとらえていただけることでしょう。

　本書をお読みになって、より深く瞑想について理解したいと思われた方は、適宜ご紹介している文献にもあたっていただきたいと思います。なお、特に出典を明示していない部分については、瞑想に関する拙著からの引用が含まれていることをお断りしておきます。

　本書が、瞑想に興味をもつ方々をはじめとして広く読まれ、息苦しい現代社会においても自分らしく生きるためのスキルとして、また、安寧と幸福感を創出する手がかりとして、多方面で活用されることを心から期待します。

　なお、発行に際しては、前著『実践的スピリチュアルケア～ナースの生き方を変える"自利利他"のこころ』に続き、日本看護協会出版会の辻尚子さんに多大なご協力をいただきました。心より御礼を申し上げます。

2016年8月吉日　涼風のたなびく袈裟山の瞑想堂から

大下　大圓

contents

はじめに〜瞑想は心身を健やかに保つ最良のツール ……………………………………… iii

序章：瞑想を人々の暮らしに活かす ……………………………………… 1
瞑想は人類悠久の自己省察ツール / 多方面で活用される瞑想 / 瞑想の生理的作用に関する研究報告 / 本書のポイント

第1章：瞑想をはじめよう ……………………………………… 7

① 瞑想を行うためのポジショニング ……………………………………… 8
瞑想の三要素 / 基本の「姿勢」/ 瞑想中の「手の位置」「目線」をどうするか

② 最も大切な呼吸法と意識のありよう ……………………………………… 13
瞑想前の深い「呼吸法」で心の安らぎを得る / 心に浮かぶ「雑念」は無理に追い出そうとしない / 瞑想中に浮かぶ意識—「想念」を観察する / 安らぎ感を得られるまで続けてみよう

③ 身体をゆるめる具体的な手法 ……………………………………… 20
身体と呼吸の連動を体感する準備運動 / 心身をゆるめる丁寧な方法 / 横になった状態で行うゆるめる瞑想の手順 / 座った状態で行うゆるめる瞑想の手順

第2章：臨床瞑想法の理解 ……………………………………… 27

① 臨床瞑想法とは何か ……………………………………… 28
臨床瞑想法を行うセラピストの心得 / 構造上の3つの分類

② 臨床瞑想法とスピリチュアルケア ……………………………………… 31
臨床瞑想法とスピリチュアルケアの根底にある心理学 / 傾聴やスピリチュアルケアのスキルを高める瞑想経験 / 瞑想による関係性の洞察〜縁生理解

v

第3章：臨床瞑想法の4つのメソッド ……… 39

① 臨床瞑想法の4つのメソッド ……… 40
「ゆるめる瞑想」/「みつめる瞑想」/「たかめる瞑想」/「ゆだねる瞑想」

② ゆるめる瞑想（緩和、集中瞑想） ……… 43
瞑想の意味と心理的プロセスを明確にする / 瞑想による生理学的な変化 / 瞑想が脳波に与える影響 / 阿息観で集中瞑想を

③ みつめる瞑想（観察、洞察瞑想） ……… 48
自己をありのままに見つめる「観察瞑想」/ 事実の背景や内部を探る「洞察瞑想」/ 観察と洞察を理解するためのエクササイズ /「みつめる瞑想」の具体的な実践 / 洞察瞑想は自己修復プログラム / 心の構成図

④ たかめる瞑想（生成、促進瞑想） ……… 56
心身の機能を高める / 呼吸で自律神経を安定させてから / 発声を通じて高める / たかめる瞑想と健康生成論 / 幸せのメカニズムを解き明かす4つの因子

⑤ ゆだねる瞑想（統合、融合瞑想） ……… 62
ゆだねるとは / ローソクの火を見つめる / 滝や山を見て融合意識を養う / 仏や法縁との融合 / 自分のスピリチュアリティを信じる勇気をもつ / 臨床瞑想を実践し、自他の平安を目指す / 統合の素晴らしさを知る

第4章：クライアントをリードする臨床瞑想法の実際 ……… 69

① 臨床瞑想法の実践 ……… 70
臨床瞑想法の実施手順 / 比較的健康な方を対象にする場合 / ベッド上で療養されている方などを対象にする場合 / 音や音楽を上手に取り入れる / 臨床瞑想法を実践するための重要ポイント

第 5 章：臨床瞑想法の実践例 ─────── 81

① 臨床瞑想法教育研究所について ─────────── 82

- 事例 1：緩和ケア認定看護師が勉強会に臨床瞑想法を取り入れた事例 ─── 84
- 事例 2：長期にわたり心理面接の場で臨床瞑想法を実施した事例 ─── 88
- 事例 3：福祉施設の職員が同僚と臨床瞑想法を行った事例 ─── 92
- 事例 4：自宅療養中の信徒に対し僧侶が臨床瞑想法を実践した事例 ─── 96
- 事例 5：心身のバランスがとれない思春期に臨床瞑想法を活用した事例 ─── 100
- 事例 6：妊娠を喜べない女性を支えるため助産師が臨床瞑想法を行った事例 ─── 104
- 事例 7：看護管理者がデスカンファレンスで臨床瞑想法を活用した事例 ─── 108
- 事例 8：心身に強い緊張を抱える入院患者に臨床瞑想法を活用した事例 ─── 112
- 事例 9：死に対する不安が強い患者に緩和ケア医が臨床瞑想法を行った事例 ─── 118
- 事例 10：放射線治療外来において臨床瞑想法を活用した事例 ─── 122
- 事例 11：診療所の外来患者に臨床瞑想法を行った内科医の事例 ─── 126
- 事例 12：心理カウンセラーが数百人を対象に臨床瞑想法を行った事例 ─── 130
- 事例 13：小学校の朝の会に臨床瞑想法を取り入れた教育者の事例 ─── 134
- 事例 14：不安心理の緩和を目的に臨床瞑想法を活用した僧侶の事例 ─── 138
- 事例 15：幅広い年代を対象に複数回の臨床瞑想法を実践した事例 ─── 142
- 事例 16：死への不安を抱える患者に臨床瞑想法を実施した僧侶の事例 ─── 146
- 事例 17：強い不安感情をもつ療養者に臨床瞑想法を継続的に実施した事例 ─── 150

■ 資料：臨床瞑想法に関する文献一覧 ─── 153

序章

瞑想を人々の暮らしに活かす

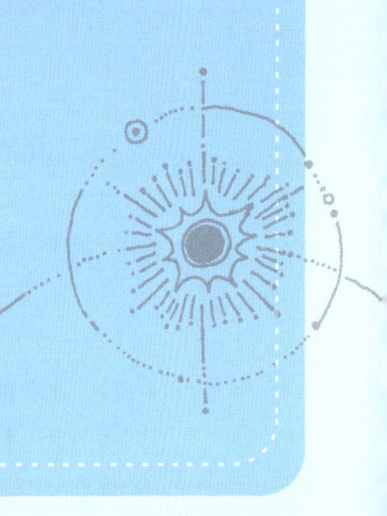

瞑想は人類悠久の自己省察ツール

　現代のストレス社会を生き抜くためには、人間性を回復させるためのプログラムが必要です。さまざまな理論に基づくものがありますが、年齢、性別を問わず実践できるプログラムが特に注目を浴びています。

　「瞑想」は、その主要な役割を果たすものですが、紀元前13世紀のインド最古の聖典『リグ=ヴェーダ』には、すでに洗練された瞑想法が確立していたことを示す記述があります。また、古代インダス文明の遺跡から出土した坐像を刻んだ印章には、瞑想するシヴァ神とも解釈できるデザインのものが発見されている[1]ことからも、瞑想は人類悠久の自己省察のツールだということがいえるでしょう。

　瞑想が、人々のストレスを軽減し、心身の機能を高め、精神安定や健康増進に有効であるということは、これまで多くの研究から明らかにされています[2-4]。

　一方、日本では昔から、"静かに座る"という伝統的な生活習慣がありました。情操の安定をもたらし、人格形成にも影響を与える「黙想」や「観想」の機会は、教育的な配慮からも、生活の中に生きていました。

　しかし、現代社会は、快適で物質的に豊かな経済生活を優先するあまり欧米的なライフスタイルが主流となって、優れた価値のある伝統文化として培われてきた"静かに座る"という瞑想習慣を忘れようとしています。それだけでなく、多くの現代人が、セルフコントロールに優れた機能をもつ瞑想感覚を学習しないまま生きているのです。

多方面で活用される瞑想

　従来、瞑想は、伝統宗教においては心身の鍛錬に活用されてきました。人間の意識構造を多層的にとらえて真理を探究しようとするインドの「ヨーガ」や、仏教において中心的な修行である「瞑想」「禅定」「瑜伽行(ゆがぎょう)」は、宗教的トレーニングとして確立しています。今日では、キリスト教やイスラム教においても、瞑想的な修行法はさまざまな場面で見られますし、それらの多くは神秘主義と呼ばれる部門で「瞑想」や「黙想」、「観想」と

して展開されています。今や、瞑想の要素をもたない宗教はないといわれるほど、これらは人間の心身の鍛錬と人格・心性の向上を目指して伝えられています。

近年では、<u>特定の民族や宗教、地域に偏ることなく、世界のあらゆる場所や空間で人格育成や予防医学、代替療法、健康生成のプログラムとしても広く活用されています。</u>

瞑想の生理的作用に関する研究報告

『心理療法事典』(青土社, 1999)によれば、瞑想(meditation)とは「変成意識状態の枠内で生み出された、内的な静けさへの自己意識状態の誘導」であり、その目的とするところは「弛緩の促進、ストレス緩和の援助、自尊心を高めること、集中力の促進、現在中心の意識の発達、洞察の促進」とされています。このことからも、瞑想には多義的な解釈や方法、目的があることがわかります。

また、瞑想はホリスティック（全人的）な視点でとらえられるようになっており、より積極的に、セラピー（療法）[5]やストレス予防[6]、病への気づき[7]、心身の健康回復[8]やストレスコーピング[9]など、臨床的[10]、教育的[11]に活用される傾向があります。

脳波測定に関する先行研究では、「なんらかの体験」「不随意運動」「視覚的イメージ」「深い瞑想状態」「超越状態（純粋意識の状態）」を経験したときの脳波から、瞑想には３つの段階（①アルファ波優勢、②シータ波優勢、③ベータ波にアルファ波とシータ波が混入）があり、いずれも前頭部と後頭部で反応を示していることが報告されています[12]。

近年の脳波測定を用いた研究では、積極的な瞑想が「異なる種類の障害の、特に不安障害の治療に役立つ可能性が示唆される」との報告もあります[13]。

また、瞑想をする側とそれをリードする側（ヒーラー）の双方にシータ波が増幅するという相関性が想定されるという研究もあります[14]。

瞑想を行うことによって、神経伝達物質のオキシトシン(oxytocin)が分泌されることは知られていますが、東邦大学の有田秀穂教授によれば、オキシトシンの分泌によってセロトニン(serotonin)神経が活性化しセロトニ

ンが分泌されるということ、また、セロトニン神経が活性化すると脳の状態が安定し、心の平安や平常心をつくり出し、自律神経に働きかけて痛みを和らげる効果があることがわかっています[15]。つまり、深い呼吸法や瞑想の繰り返しによって、「①人への親近感、信頼感が増す、②ストレスが消えて幸福感を得られる、③血圧の上昇を抑える、④心臓の機能をよくする、⑤長寿になる」[16]ことが示唆されるのです。

本書のポイント

　私は、日本における瞑想の実証的研究を目指して、2008年から2年間、京都大学「こころの未来研究センター」（京都市近衛町）で「臨床に応用する瞑想療法」について研究し、その研究のまとめとして『ケアと対人援助に活かす瞑想療法』（医学書院, 2010）を出版しました。その後、援助者のメンタルヘルスケアをテーマに、『実践的スピリチュアルケア』（日本看護協会出版会, 2014）を出版し、瞑想療法や臨床瞑想法について詳しく述べるとともに、瞑想の機能や多義的な解釈を4つの瞑想メソッドとしてまとめました。これらの理論的な背景やエビデンスについては前著をご参照いただくとして、本書ではケア提供者が臨床瞑想法の4つのメソッドを実践するのに不可欠な要素に絞って、まとめました。

　医療や福祉の現場のケア提供者はもちろんですが、心理的援助やスピリチュアルケアに携わる方、教育関係者、臨床宗教師を目指す方にも広く活用していただくために本書があります。

　次章からは、瞑想の基本、臨床瞑想法の理解と具体的方法論、さらには他者への指導（リード）について詳しくみていきたいと思います。

引用文献

1) 山下博司（2009）：ヨーガの思想，講談社，p.44-47.
2) 村田哲人・高橋哲也・和田有司（2007）：禅瞑想課題中の特殊な意識状態とその精神生理学的メカニズム，貝谷久宣・熊野宏昭編：マインドフルネス・瞑想・坐禅の脳科学と精神療法，新興医学出版社，p.5-6.
3) Walton KG, Pugh ND, Gelderloos P, et al.（1995）：Stress reduction and preventing hyperten-

sion：preliminary support for a psychoneuroendocrine mechanism, J Altern Complement Med, 1（3）, p.263-283.
4) 安藤治（2005）：ZEN心理療法，駿河台出版社，p.44-45.
5) 川出富貴子（2003）：瞑想療法，今西二郎編：医療従事者のための補完・代替医療，金芳堂，p.241.
6) 奥野元子（2015）：ストレス病予防のための瞑想の効果，カール・ベッカー・奥野元子編著：愛する者をストレスから守る─瞑想の力，晃洋書房，p.26-61.
7) Astin JA（2004）：Mind-body therapies for the management of pain, Clin J Pain, 20（1）, p.27-32.
8) 土井麻里編（2005）：瞑想法・統合医療，日本統合医療学会，p.224-227.
9) Lazar SW, Bush G, Gollub RL, et al.（2001）：Functional brain mapping of the relaxation response and meditation, 11（7）, p.1581-1585.
10) M. A. ウェスト編／春木豊・清水義治・水沼寛監訳（1991）：瞑想の心理学，川島書店，p.174-178.
11) 名嘉一幾・郷堀ヨゼフ・大下大圓，他（2012）：学校における瞑想実践とその評価，上越教育大学研究紀要，31巻，p.253-264.
12) ロバート・キース・ワレス著／児玉和夫訳（1991）：瞑想の生理学，日経サイエンス社，p.63-67.
13) Tomljenović H, Begić D, Maštrović Z（2016）：Changes in trait brainwave power and coherence, state and trait anxiety after three-month transcendental meditation（TM）practice, Psychiatr Danub, 28（1）, p.63-72.
14) Hinterberger T, von Haugwitz A, Schmidt S（2016）：Does a Healing Procedure Referring to Theta Rhythms Also Generate Theta Rhythms in the Brain?, J Altern Complement Med, 22(1), p.66-74.
15) 有田秀穂（2012）：「脳の疲れ」がとれる生活術，PHP研究所，p.106.
16) 前掲15），p.85-86.

参考文献

・山崎正監修／山田冨美雄編（1995）：癒しの科学 瞑想法，北大路書房.

第1章

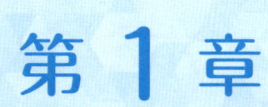

瞑想をはじめよう

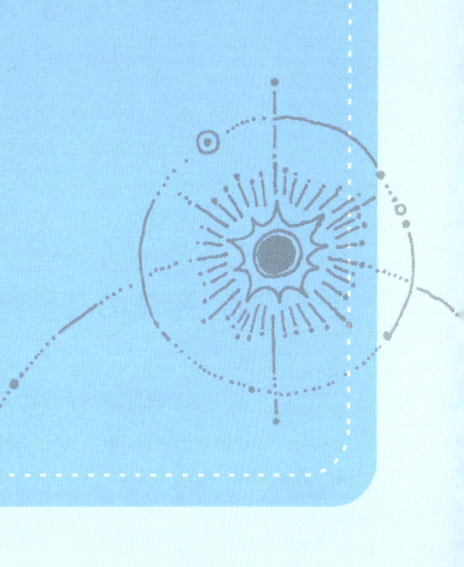

1 瞑想を行うための ポジショニング

　ここでは、臨床瞑想法の前提として、1人で行う瞑想の基本についてまとめます。ご自分の中で瞑想の効果が十分に感じられるようになったら、クライアントを癒すための臨床瞑想法の理解・実践へと進んでいきましょう。

瞑想の三要素

　伝統仏教などでは、「調身（ちょうしん）」「調息（ちょうそく）」「調心（ちょうしん）」を瞑想の三要素と教えてきました。瞑想をする際の準備として、知っておくとよいでしょう。

> ◆調身：長い時間でも座っていられるように身体の条件を整えること。瞑想前の軽い準備運動。広義では、日頃から身体の調整を図って、太りすぎず痩せすぎず中道を保って身体の健全に留意すること。
> ◆調息：息を大きく吸ったり吐いたりしながら呼吸に注意し、息によって心身を調整すること。
> ◆調心：心を整えること。「調息」で呼吸が調和され、集中力が高まり、安定した心が保持された状態。

基本の「姿勢」

　瞑想を行う際の基本的な「姿勢」は、心を落ち着けて静かに座る静座（正座）です。昔は座法について厳しく指導しましたが、最近の日本人は日常生活で正座をする習慣がなく、畳や床にきちんと座れない人が多くなったた

め、あまりやかましくいわない僧堂もあります。それでも、仏教の宗派によっては今も厳格に姿勢を指導していますから、そこでの瞑想指導者の指示に従うようにしましょう。

慣れてくれば、その人なりの瞑想のスタイルがあってもよいと思いますが、最初はなるべく基本にならって行うことを心がけてください。実は、これが上達への近道であり、自分の生活に上手に取り入れる秘訣でもあります。

瞑想の座法には大きく分けて、次の6通りがあります。

❶ 結跏趺坐（蓮華座）：両足を互いの大腿部に乗せて組む。
❷ 半跏坐（半蓮華座）：片足を、もう一方の大腿部に乗せて組む。
❸ 大和座（あぐら）：足を重ねないで、そのまま座る。
❹ 椅座：椅子に座って、両足を自然に降ろす。
❺ 正座：日本人の伝統的な座り方。
❻ 仰臥位：横になって安静を保つ。

病気や障害のために座っていられない人は、❻の仰臥位でも構いません。ただし、この場合、瞑想前には十分に睡眠をとっておくことが肝心です。横になって深い呼吸をするとリラックス効果があり、眠ってしまうことがあるからです。

瞑想するときだけ、その人なりに工夫して椅子やソファを利用した楽な姿勢をとってもよいでしょう。どのような座法でも構いませんが、肝心なのは、導入時に「背筋を伸ばして、気の流れをしっかり確認すること」です。はじめから背筋が曲がっていたり、不自然な格好で瞑想したりすると、姿勢を保つことができませんし、瞑想へのモチベーションも長続きしません。人間の頭は約5キログラムの重さがあるといわれていますが、その重量を無理なく支えるには、背筋を重力と同じ方向に立てることが有効なのです。

足を組んだら前後左右に身体を揺らしてみると、中心が体感できます。両手を挙げて、大きな背伸びを2〜3回してから姿勢を整えるのもよいでしょう。図1に基本の姿勢を示します。

B. 正座をした姿勢

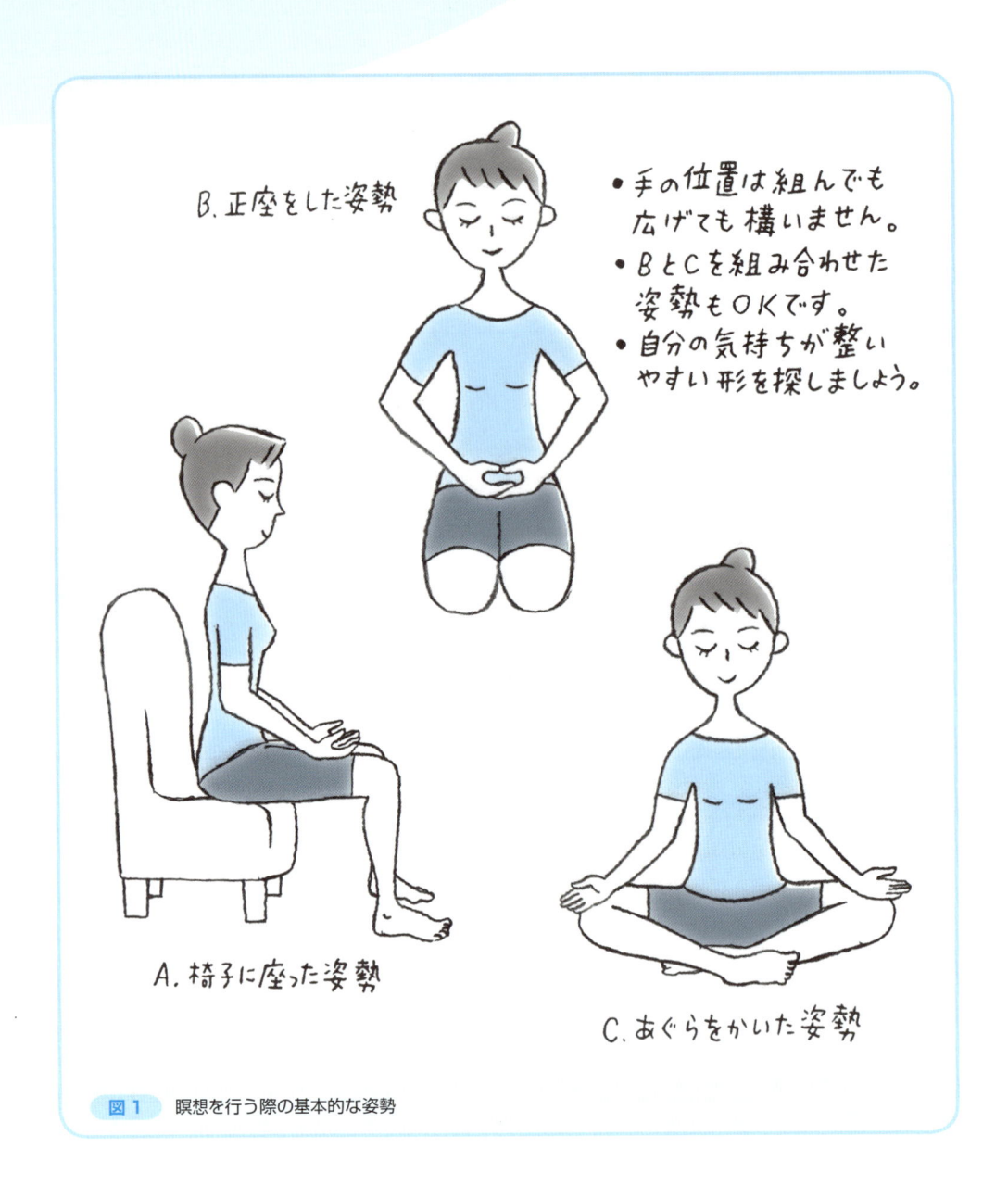

- 手の位置は組んでも広げても構いません。
- BとCを組み合わせた姿勢もOKです。
- 自分の気持ちが整いやすい形を探しましょう。

A. 椅子に座った姿勢

C. あぐらをかいた姿勢

図1　瞑想を行う際の基本的な姿勢

瞑想中の「手の位置」

　瞑想中の「手の位置」については、仏像のようにさまざまな形が示されています。仰臥位以外では、おのずと足の上に置くことになりますが、一般的によく用いられているのは、「法界定印」という手印です。これは、

手のひらを上にして左手の上に右手を乗せ、左右の親指を中心で合わせる方法で、宇宙的な命を表す大日如来の印でもあります（図1のB）。

　また、膝頭の上で手を左右に広げた印もあります（図1のC）。現代人は、ヨーガを学ぶ講座でこの印を知ることも多いでしょう。手のひらを上に向けて、そのまま指を自然に伸ばして広げる方法もあれば、親指と人差し指でリングをつくり、他の指は伸ばすという方法もあります。指でつくったリングは、手のひらで受け止めた大自然のエネルギーを、指のところで増幅して体内に取り込むコイルの働きもします。そして、そのようなイメージをもって瞑想をすることには意味があるのです。たとえば、「私は今、大自然のエネルギーを全身で受けてパワーアップしている」とイメージすることで、瞑想の効果がより大きくなります。

　初心者は、まず丹田となる位置（お臍の辺り）に手を組んで、深い呼吸をしてください。そして、気を充実させます。その後、息を吐くと同時に、肩や腕の力を抜いて組んでいる手をストンと下に落とすと、自然な位置に収まるのではないでしょうか。

　手を阿弥陀定印にする方法もあります。無理のない、自然な形を習得してください。

▶「目線」をどうするか

　「目線」についてもお伝えしておきましょう。仏像で、眼を閉じているのか開けているのかわからない表情のものがあるように、目線については大きく分けて、「半眼瞑想」「閉眼瞑想」「開眼瞑想」の三種類があります（図2）。初心者なら集中するために、眼を軽く閉じる閉眼瞑想からはじめるのがおすすめです。目を閉じるだけで脳波にも変化が起きます。

　「半眼瞑想」では、たとえば床そのものを見つめるのではなく、注意を自己の心に向けて集中するために、目の前のものを漠然と見つめます。さらにこの方法は、眼を閉じて行うのに比べて、瞑想中に睡眠に入ってしまうのを防ぐ意味もあります。

　「閉眼瞑想」は、自己の内面を観察し洞察するときに、集中しやすい状況をつくるのに役立ちます。眼を閉じても、意識としては瞼の裏側を見てい

1　瞑想を行うためのポジショニング　11

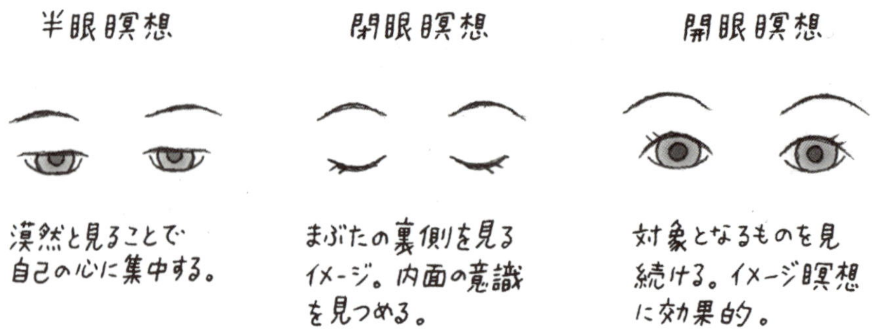

半眼瞑想	閉眼瞑想	開眼瞑想
漠然と見ることで自己の心に集中する。	まぶたの裏側を見るイメージ。内面の意識を見つめる。	対象となるものを見続ける。イメージ瞑想に効果的。

図2　三種類の目線

る感覚です。これは、暗闇の中でもしっかり心眼を開き、内面的な意識のありようを見つめるのに有効です。ただ、瞑想中に知らず知らずに眠ってしまうことがあるので要注意です。

「開眼瞑想」は、肉体的視覚をしっかり発揮して、対象となる「もの」を見続けるという瞑想です。この対象となる「もの」とは、光、仏像、マンダラ、梵字、表象文字、絵画、植物、自然界などです。これは特にイメージ瞑想に有効で、自分の目標や目的とする何かを確立するとき、あるいはそれを自内証（自らの内に体得された真実、自らの心の内の悟り）に取り入れたいときに活用します。イメージ瞑想は、希望に添ってセルフイメージを高める方法として大変有効です。たとえば、病気の人が心身の恢復を願って瞑想をするときも、この方法が有用です。

2 最も大切な呼吸法と意識のありよう

瞑想前の深い「呼吸法」で心の安らぎを得る

　座法などの基本姿勢がわかったら、次は「呼吸法」です。私たちは方法など教わらなくても、誰もが自然に呼吸をしています。ですから、瞑想においても、基本的には自然な呼吸そのものでよいのです。

　しかし、ヨーガや仏教における修行では、初心者が身につけるべき呼吸法というものを教えています。<u>あえて瞑想のための呼吸法を学ぶことによって、瞑想がより深く意義あるものになるからです。その結果、新たな優れた自己管理の道具として、自分自身を再発見できるのです。</u>

　私は20年以上も前から瞑想セッションを実施してきました。その経験から得た、シンプルで効果的な瞑想前の呼吸法をご紹介しましょう。

> ❶座法や目線が定まったら、口から大きく息を吐きます。唇を前に出して、細く長く遠くに息を飛ばす感覚で、自分の体内にはもう息はないと思えるほど、しっかり最後まで吐き切ります（5〜10秒）。
> ❷吐き切って少しの間をおいてから、鼻からすーっと息を吸います。これは吐くときほど長くなく、勢いよく体内に新鮮な空気が入ってくるのを気持ちいいと感じるくらいのペースで吸い込んでください（3〜5秒）。
> ❸吸い込んだ空気を1〜2秒保持（保息）してから、再び❶の要領でゆっくり息を吐き出します。この「吐く息」と「吸う息」に意識を集中して、7回以上繰り返してください。複数で行うときは、リーダーが1回ごとに「ひと〜つ」「ふた〜つ」「みい〜っつ」と声に出してもよいでしょう。

　なぜ7回なのかというはっきりした論拠はありませんが、どうやらこれくらい行うと、脳波が変化するようです。仏教の真言念誦なども7回唱え

①
細く長く遠くに吐き切る

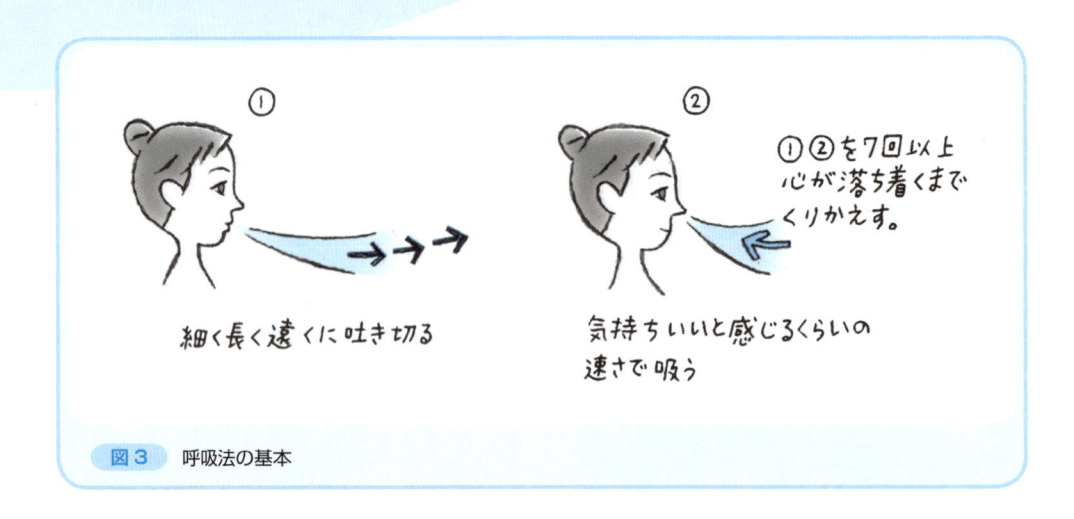

②
①②を7回以上心が落ち着くまでくりかえす。
気持ちいいと感じるくらいの速さで吸う

図3　呼吸法の基本

ることを習慣としていますので、「7」という数字には不思議なパワーがあるのかもしれませんね。

　実際には最初の呼吸法は回数を限定せずに、あなた自身が「心が落ち着くまで」適宜行ってください（図3）。私たちの身体や心の状態はいつも同じではありませんし、さまざまな状況を引きずりながら瞑想に入る人も少なくないでしょう。ですから、心を平安に保つための呼吸回数は、人によって、あるいはそのときによって異なるのが当たり前なのです。

　瞑想を自分のものにするためのアプローチとして、「私は○回深い呼吸をすると、心がリセットされて平安が訪れる」と意識しながら行うのもおすすめです。慣れると、その回数の呼吸をするといつでも心の安らぎを獲得できるようになります。

　深い呼吸法が一段落したら、普通の呼吸に戻します。いつもと変わりないリズムの呼吸なのに、ゆったりとした感覚になっていて、深い呼吸をする前と比べて呼吸の流れも変わっていることに気づくはずです。そして瞑想の本番では、鼻だけの呼吸に移ります。つまり、鼻から吸って鼻から吐くという繰り返しです。

心に浮かぶ「雑念」は無理に追い出そうとしない

「瞑想中の雑念をどうすればよいですか」とは、よく聞かれる質問です。

瞑想の初心者で、次々に浮かんでくる雑念に悩まされる人は多いのでしょう。私たち人間は「生もの」ですから、心身ともに常に運動しており、たとえ身体は動いていなくても、細胞は働き続け、意識も同じように動いています。瞑想中だからといって、すべての動きを完全にストップさせるのは容易なことではありません。しかし、心配はご無用です。訓練で少しずつ調整できるようになります。

　瞑想をはじめた頃に雑念ばかりが浮かぶと、多くの人は、「私には瞑想は向いていないかも……」「瞑想に集中できないのは私がいけないのかしら」などの不安にかられます。しかし、その判断は早計です。<u>たくさんの雑念に追いかけられるあなたこそ、瞑想を必要とする人であり、やがて瞑想の達人になれる素質があるのです。</u>

　雑念は、意識の底から浮かんでくる水泡のようなもので、放っておくと自然に消えていきますから、無理に追い出そうとしたり、無視したりする必要はありません。<u>瞑想中は、自然に浮かんでは消える雑念を、そのまま穏やかに観察しているだけでよいのです。</u>

　また、最初の瞑想は吐く息と吸う息だけに意識を集中してください。たとえば、「足が痛いな」という雑念が出たら、「呼吸に戻る、呼吸に戻る、呼吸に戻る」と3回ほど自分に言い聞かせることによって呼吸に集中し、雑念から離れます（図4）。雑念から集中に戻る訓練を何度も繰り返すこと

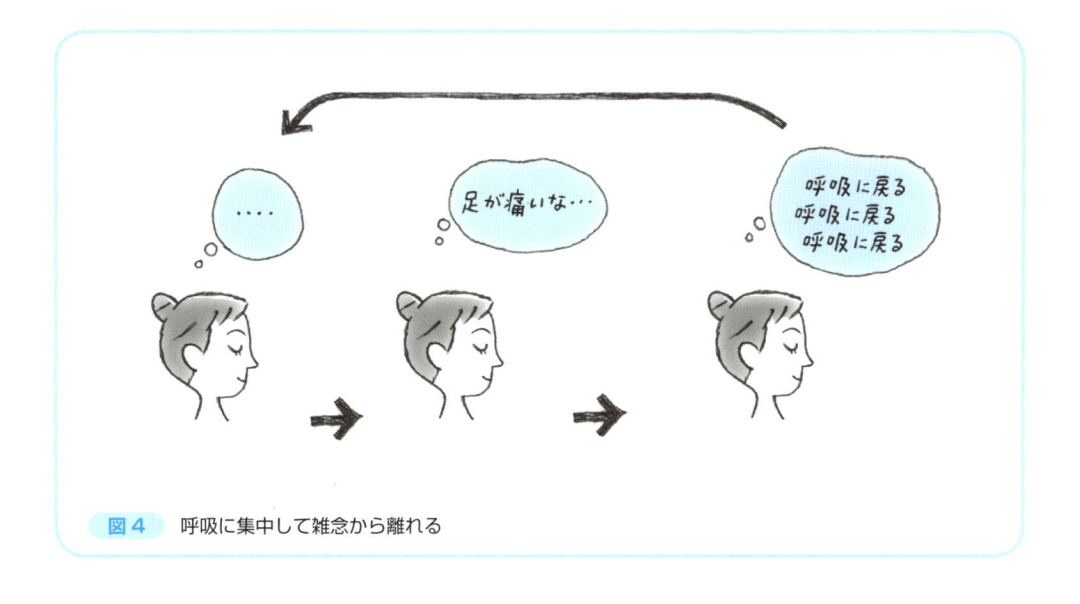

図4　呼吸に集中して雑念から離れる

2　最も大切な呼吸法と意識のありよう　15

によって、そのうちに雑念に惑わされなくなります。このように呼吸に集中する瞑想を、初期仏教における「シャマタ（止観）瞑想」といいます。

　それでもなかなか消えないしつこい雑念は、「今後私が瞑想によって洞察し、解決していく課題かもしれないな」というくらいに留めておき、後でそのことを記録しておきましょう。すべては意味のあることですから、あるがままにゆったりと受け止めて瞑想を続け、何度も行うことが大事です。

瞑想中に浮かぶ意識─「想念」を観察する

　瞑想中のような静かな環境では、雑念と同様に、「普段、自分が気にしていること」が表面意識に現れてくることがあります。これを「想念」といい、ときには想念で頭が一杯になってしまうこともあります。初心者の瞑想では、その想念を「ありのままに観察する」ことを繰り返し実践します（図5）。

　要はそのときに浮かんでくる意識をそのまま観察して、「あぁ、今の私はこんなことを感じているのだな」と、自分を冷静に見ているもう一人の自分を意識化します。そしてすぐに結論を出すことはせず、その想念を注視し、観察し続ける訓練をするのです。

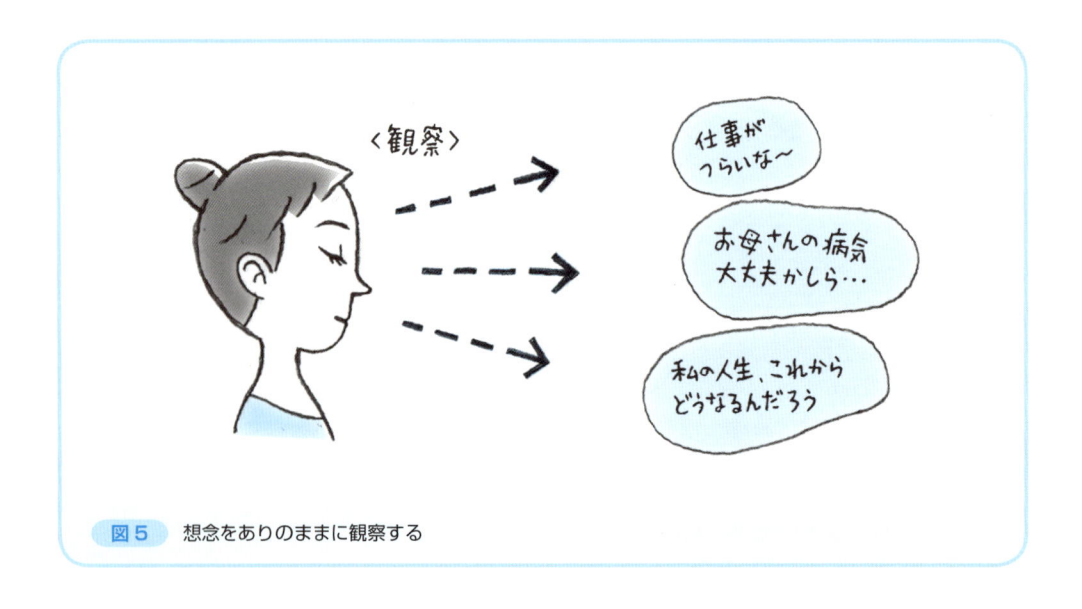

図5　想念をありのままに観察する

そのうち、「この思いについては、しばらく様子をみよう」というように、自分なりに思いを受容しながら、次の課題を見つめられるようになります。次々と出てくる想念について、自分にとって今すぐ取り組むべきものなのか、後でもよいのか、ゆっくり観察しましょう。これによって、抱えている課題や心配事の交通整理をすることができます。パソコン管理でよく使う「とりあえずフォルダに保存」という感じです。

　雑念も想念も、決して悪いものではありません。むしろ、自分というものを知っていくうえで、とても重要な情報が集まっている、まさに「スピリチュアリティの種」なのです。生きるうえで生ずる悩み、煩悩や雑念は、悟りを目指す種であり、煩悩があるからこそ、悟りを目指す活動があります。このような営みを仏教では「煩悩即菩提」といいます。

　内面に浮かぶ事柄から自己を知るために、最初は、自分と他人との間にある境界について、思いを巡らせて観察するとよいでしょう。たとえば、「私がこの世に生まれたとき、両親はどこにいて、どんな生活をしていたのか。きょうだいはどこにいたのか。私はその中でどんなふうに育ったのか」というように、これまでご縁のあった人との関係性や距離感を振り返って観察します。すると、自分が周りの人々との間にどんな境界をつくっているのか、その関係性のパターンに気づきます。瞑想を通じて、まずはこのような訓練を何度か行ってみましょう。

安らぎ感を得られるまで続けてみよう

　瞑想は、慣れないうちは苦しいだけで終わってしまうこともあります。日常の苦しいことやネガティブな事柄ばかりが浮かんでくると、「瞑想なんて、もうイヤ！」と投げ出したくなるかもしれません。それでも瞑想を続けていると、その人なりに安定した境地に達して、ふっと、何ともいえない「安らぎ」「平安」が訪れることがあります。これは、「脳内麻薬」と呼ばれるβエンドルフィンや、「幸せホルモン」と呼ばれるセロトニンという神経伝達物質のはたらきでもあり、瞑想のご褒美であって、実は大変重要なメッセージなのです。

　瞑想の目標は、「己事究明」（自己とは何者か）という自分探しから始まっ

2　最も大切な呼吸法と意識のありよう　17

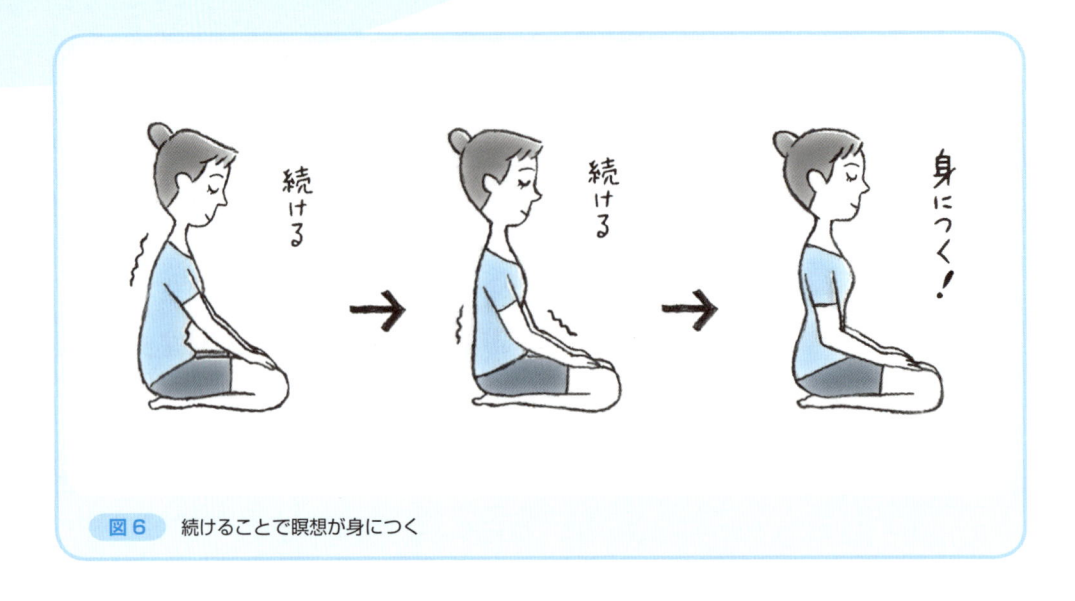

図6　続けることで瞑想が身につく

て、大いなる意識との融合に至ることです。この意識状態をトランスパーソナル心理学では「拡張意識」と呼び、仏教では「三昧（ざんまい）」「悟り」「覚醒」などと表現しています。そして、最終目標は「自我」にとらわれる執着から離れることです。達成するのは容易ではありませんが、瞑想中に訪れる安らぎや平安は、自己の執着を手放した後に訪れる意識状態ですから、この最終目標に着実に近づいている証といえるでしょう。

　スポーツでもお稽古ごとでも、最初からうまくできる人はいません。ぎこちなくとも諦めずに同じことを続けていると、最初の不自然さがいつの間にか自分の動作に同化して、自然な立ち居振る舞いに変化していることに気づきます（図6）。

　瞑想も同じです。当初はさまざまな意識の不安定さを自覚して、自己嫌悪に陥り、投げやりになることもありますが、そういうプロセスを通して、やがて瞑想の達人になれるのです。瞑想の安らぎ感を体得することは、あなた自身の魂の成長につながります。

　なお、「悟りが見えた……」などと有頂天になるときもありますが、大方は意識の誤解ですので、慎重に進んでください。禅宗では野狐禅（やこぜん）などと称して、独りよがりの瞑想を諌めています。これは仏教心理学の唯識（ゆいしき）で、アラヤ識の前意識であるマナ識（しき）の段階にあるとすることが多いようです（p.53の図13参照）。仏教瞑想ではアラヤ識という精妙な境地に到達することが目

標ですが、少なくとも初心者は、煩悩が作用している自己をしっかりと見つめる訓練を重ねてください。

　また、音や音楽、見るべき対象などを準備する瞑想も有効です。これについては後述します。

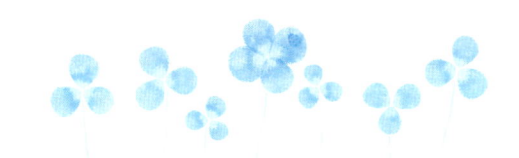

3 身体をゆるめる具体的な手法

では、瞑想をはじめましょう。後で詳しく述べる「ゆるめる瞑想」を例に、実際に身体を使って体感しながら読み進めてください。

身体と呼吸の連動を体感する準備運動（図7）

①まず立ち上がってください。全身の力を抜いて、上下運動として軽い跳躍を1分程度繰り返します。このときに脳のはたらきに注目してみましょう。脳（脳機能）は、身体が地軸に対して、規則正しく上下に動いていることを確認します。運動に慣れたら、眼を閉じて行ってみてください。視覚が閉ざされると途端に脳は危険信号を発して、バランスをとろうとします。つまり、運動や姿勢は脳が慎重に制御していることがわかります。

②両腕を左右に振り回す：
「デンデン太鼓」のように身体をひねり、両手を左右に大きく振ってみてください。このとき、手を振るというよりは、肩を左右に回すといったほうが正確かもしれません。手を振るという意識が入ると、手に緊張感が残ります。完全に両腕の緊張を抜いて、肩を回すことによって、手が勝手に振られてブランブランとなるのです。

③身体を調整するために動かす：
私は瞑想の初心者に指導するときには、これらの身体と呼吸の連動（軽い体操）を丁寧に教えます。「瞑想なのだから、早く座ってはじめたい」という衝動をコントロールするとともに、呼吸法が身体運動と連動していることを体感していただくのです。

④呼吸と連動させながら頭から足までを調整する：
心身のゆるめ方は脱感作ともいい、抹消神経からゆるめる方法もありま

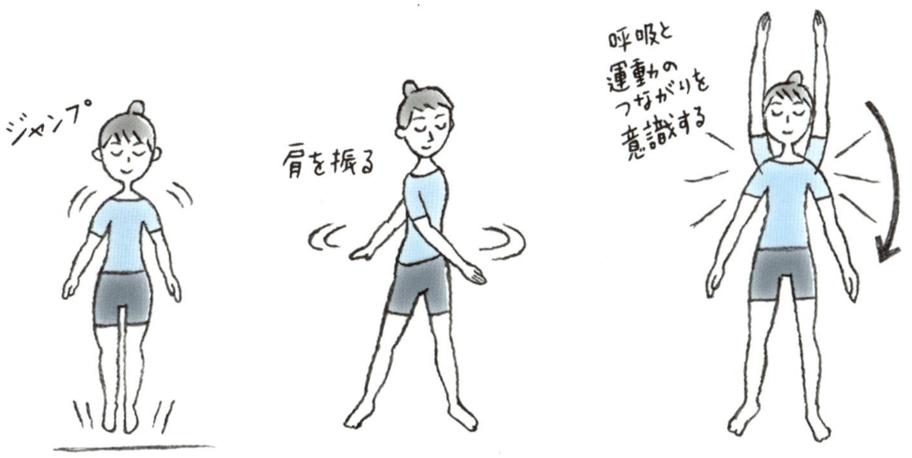

図7 瞑想に入るための準備運動

すが、私は経験的に頭から順に下へ降りていく方法をおすすめします。呼吸と連動させながら心身をゆるめていきます。

⑤呼吸と連動させながら、筋肉や関節、腱などを伸ばしたり縮めたりすることが、瞑想に入るための脳の準備運動にもなります。

どんな方法であっても構わないのです。ヨーガをやってもいいし、軽体操やラジオ体操でも構いません。ただ最終的には身体から呼吸に関心が移行するような展開が理想的です。

心身をゆるめる丁寧な方法（図8）

この部分は省略しても構いませんが、より深い瞑想に入るために有効ですので、ご紹介しておきます。前述の立ち上がって行う準備運動の後、静かに座ります。足裏を自然に伸ばして正座します。

①息を吸いながら頭をまっすぐにして首を伸ばします。次に、息を吐きながらゆっくりと首を右に傾けます。十分に傾きを感じながら呼吸を続けます。首を元に戻しながら息を吸います。今度は息を吐きながら左側に首をゆっくり傾けていきます。首が最大に傾いたら呼吸を止めないで、その感覚を味わいます。

3 身体をゆるめる具体的な手法　21

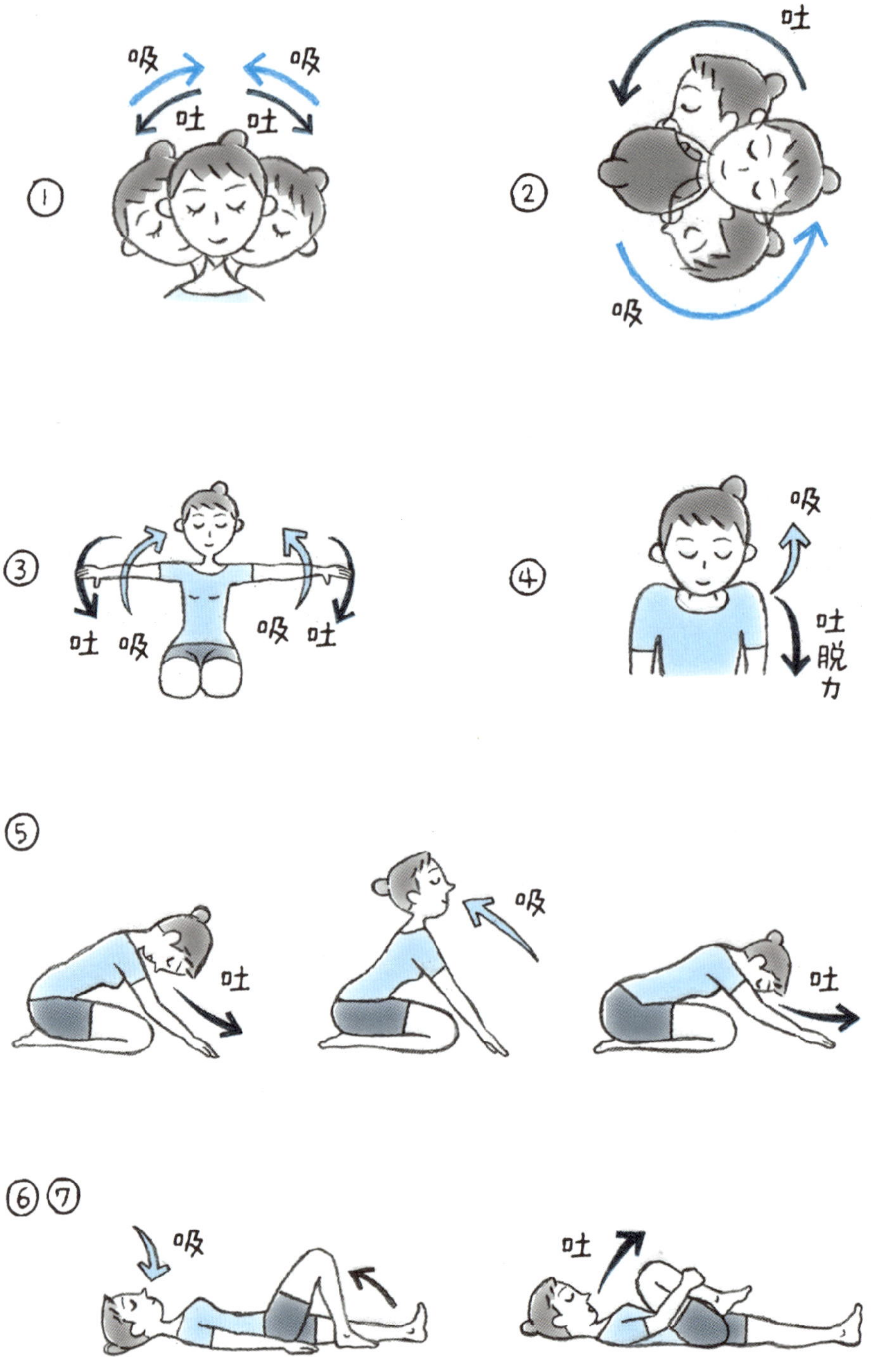

図8　心身をゆるめる方法

②首を前にカクンと折って、息を吸いながら左側へゆっくり回していきます。頭が真後ろになるまで息を吸い続け、後半右に首を回しながら息を吐いて戻ってきます。つまり、息を吸うのと吐くのとで一周するという、ゆっくりした運動です。

③両腕を肩の高さに挙げて、左右に伸ばします。腕を動かさないようにしながら腕全体に意識を向けて、深く息を吸います。今度は息を吐きながら、ゆっくり半転させます。内側でも外側でも構いません。十分に半転させて息を吐き切ったら、今度は元へ戻しながら息を吸います。運動が終わった後には、必ず深い呼吸を楽しみます。

④右肩、左肩を意識します。息を吸いながら耳たぶにつけるように両肩を持ち上げます。しばらく保った後、息を一気に吐きながら、肩を下へ落とします。このときに大きな脱力感を感じます。

⑤正座をしたまま両手を両膝の前に置きます。息を吐きながら、おじぎするように身体を倒して顔を伏せます。そして今度は、息をゆっくり吸いながら顔を持ち上げてきて、腕もしっかりと伸ばします。顎を前方へ突き出して、背中が弓反りになるようにします。次に、息をゆっくり吐きながら、少しずつ手を前にずらしていきます。呼吸と連動して手と背中が伸びます。呼吸を止めないで動作を保持してから、ゆっくり元に戻り、起き上がってきます。

⑥仰向けになり、手足を伸ばして静かな気持ちをつくります。次に、息を吸いながら左足を立ててきます。呼吸が十分、体内に入ったことを確認して両手で左膝を抱えます。左足をお腹へ押し当てる感じで、今度は息をゆっくり吐いていきます。どんどん吐いて、お腹の空気を吐き出します。最後に首を持ち上げて気道に残ったわずかな空気も吐き切ります。

⑦同じ運動を、今後は右足で行います。

⑧最後は、同じ運動と呼吸を両足を抱えながら行います。しっかり息を吐き切ったら、両足を伸ばして脱力します。これをヨーガではシャヴァーサナ（屍のポーズ）といいます。

この①〜⑧の動きは、毎回の瞑想で必ず行わなければならないものではありません。適宜、取り入れてください。

横になった状態で行うゆるめる瞑想の手順

　横になると身体がリラックスしやすいので、初心者にはおすすめです。また、療養中の方にも適用できるので、後に述べる臨床瞑想法でも大いに活用してください。

①手足を伸ばして横になり、体中の力を抜きます。
②吐く息にともなって、頭から足までを順番にゆるめていきます。リーダーがいるときには、その声かけに合わせて、頭→額→眼球→鼻→頬→口→顎→首→右肩→左肩→両腕→胸→お腹→背中→腰→右足→左足という順でゆるめていきます。声かけとしては、「ふ〜っと息を吐いて、どこにも力の入っていない頭全体を感じています」などとして進めるとよいでしょう。
③身体を意識しつつゆるめる呼吸を終えて、自己の内面世界（自分の中で何が起こっているか）を意識します。このとき、身体的な面と精神的な面を別々に観察します。これが、瞑想の入り口となります。
④起き上がって（あるいはそのまま）小休止します。

座った状態で行うゆるめる瞑想の手順（図9）

　立ち上がって行う準備運動や、正座ができない人、身体を動かすことが難しい状態でも、呼吸に留意することで心身をゆるめることはできます。以下に手順を示します。

①椅子や座布団などに楽な姿勢で座り、眼は軽く閉じます。
②自分にとって気持ちが楽になる風景をイメージします（海、里山、小川、花畑など）。
③口から大きく長く息を吐き、鼻から無理なくゆっくりと息を吸います。この呼吸を7回以上、心が落ち着くまで繰り返します。
④心の落ち着きを感じたら、普通の呼吸に戻します。
⑤瞑想に入ります（時間は適宜に）。
⑥時間になったら、1回だけ大きく深呼吸して瞑想をやめます。
⑦ゆっくりと背伸びをしたり首を回したりして、心身の調和を図ります。

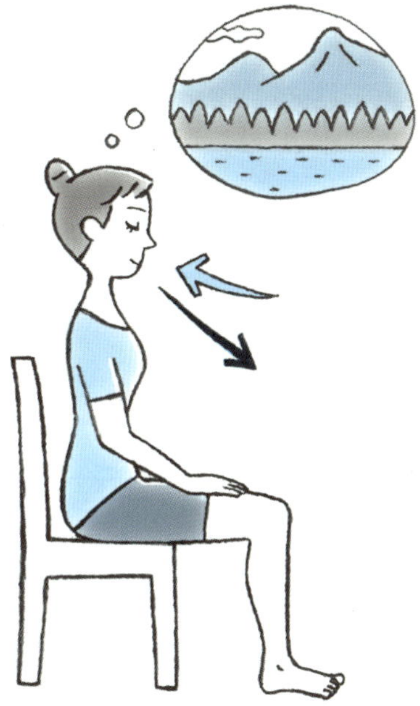

図9 座ったまま行う瞑想

⑧椅子や座布団を片づけて、瞑想が終焉したことを確認します。

　導入の①〜④までで約1分間、⑤が3分間、⑥〜⑧が1分間で、合計5分程度でできる瞑想です。実際の瞑想時間そのものは3分間ですが、その時間は集中していますから、かなりのリラックス感が得られます。朝、目覚めたときや就寝前、試験の前や契約の前など、日常生活の中に取り入れて、リフレッシュ効果を上手に活用してください。

【瞑想の動画を公開中！】
瞑想の進め方をイメージしにくい方は、実際の様子をみていただくとよいでしょう。下記のサイト上で「ゆるめる瞑想」の具体的な手順を公開していますので、ご参照ください。
http://jnapcdc.com/archives/12635

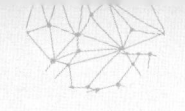

第2章

臨床瞑想法の理解

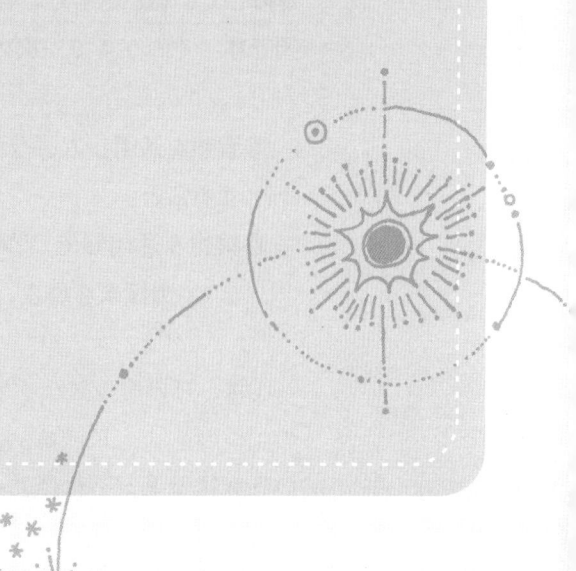

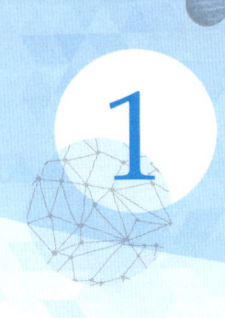

1 臨床瞑想法とは何か

臨床瞑想法を行うセラピストの心得

　私は、「臨床場面で対人援助を目的として実施する瞑想およびその活用法」を、一般の瞑想（自分のための瞑想）と区別して「臨床瞑想法」と呼んでいます。「臨床」というと、皆さんの多くはベッドサイド、それも病院のベッドを連想されるかもしれません。私はそうした医療分野に限定せず、心理・教育・宗教等を含めた対人援助の「現場」を総合して、「臨床」と考えています。また、瞑想をセラピーとして応用することを「瞑想療法」といいますが、これは「瞑想のもつ多義的な機能を活用して、心身の状態の改善や、人間性、スピリチュアリティの向上を目指す、心理的・精神的なアプローチ」だといえます。

　なお、本書では、瞑想に参加する人のことを「クライアント」、クライアントをリードして瞑想をリードする人のことを「セラピスト」として話を進めます。

　臨床瞑想法の実践においては、セラピストが「瞑想の基本理論について理解していること」と、「実践の仕方や援助技術を習得していること」が必須です。そのうえで、次の2点が大切なポイントとなります。

> ❶瞑想を活用して、クライアントが癒された感覚をもてるように援助すること。
> ❷瞑想を活用して、クライアント自身の内なる世界（スピリチュアリティ）の探求を導き、スピリチュアルケアとして実践すること。

　①は、目の前のクライアントに十分なアセスメントを行い、「臨床瞑想法の4つのメソッド」（第3章で詳しく述べます）を用いて瞑想療法を実践するという意味です。それによって、クライアントが「楽になった」とか「気分

が改善した」などと好転的な反応あるいは陽性反応を示せるように支援することをいいます。

また、②においては、傾聴やスピリチュアルケアを理解し、そのスキルを習得しているセラピストが、クライアント自身に語っていただくことでNBM（ナラティブ・ベースト・メディスン）を実践することになります。クライアントによっては十分に言語表現ができずNBMだけでは目的が果たせないこともありますが、その場合にも、たとえ口には出せなくとも、心で感じたり、思ったり、考えたりしているクライアントの内なる意識の力は相当なものがありますので、それらを感じ取る力が、セラピストには求められます。

<u>臨床瞑想法とは、クライアントの同意や共感を得たのち、瞑想を活用してその内面的な洞察をお手伝いすることなのです。</u>クライアントが、それまで気づかなかった自身や他者への思いを再構築しようとするとき、それをリードしたりサポートしたりすることが可能になります。まさに、臨床瞑想法はスピリチュアルケアの一つの方法論といえます。

構造上の3つの分類

臨床瞑想法は、「構造的臨床瞑想法」「非構造的臨床瞑想法」「半構造的臨床瞑想法」に分類することができます。

「構造的臨床瞑想法」とは、実践やワークの流れ、セラピストとクライアントの位置や距離、実施後の評価や成果までを事前に計画して瞑想を行うことです。実施にあたっては、場所の選定、時間の制約、セッションの流れなどを他の援助者と事前に打ち合わせ、予想される成果や実施後の効果について検証します。特に、個人の成長記録や療養経過について客観的な解釈や分析をする際、クライアントとセラピスト双方の共通理解とセッションの深まりを達成するのに有効です。

「非構造的臨床瞑想法」とは、事前の情報収集によってクライアントの状況や病状については配慮しつつ、面接の場で、やや即興的に瞑想を行うことです。このセッションには自由性があり、特に場所も特定せず、クライアントの自由な思いを尊重して瞑想活動を行うことができます。この療法

では援助者の資質が問われるため、十分な経験が必要とされます。
　「半構造的臨床瞑想法」は、前述の２つを併合する形で、場所や時間にあまりとらわれず、クライアントのニーズや意欲を尊重して適宜行うものです。可能であれば、実践やワーク後にその経過記録を控えておきます。ただし個人情報にあたりますので、データ管理については慎重な取り扱いが必要です。

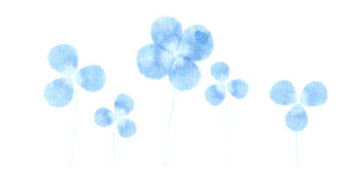

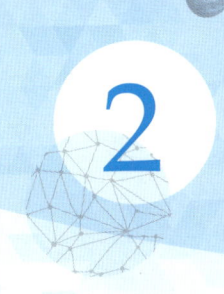

2 臨床瞑想法とスピリチュアルケア

　瞑想はそもそも、自己のスピリチュアリティを高めるために洋の東西を問わず行われてきたという背景があります（詳しい内容は、拙著『ケアと対人援助に活かす瞑想療法』〔医学書院〕や『実践的スピリチュアルケア』〔日本看護協会出版会〕などを参照してください）。

　臨床瞑想法は、支援を必要とする人に対して「笑顔で対応する」「注意深く観察する」「寄り添う」「呼吸を感じる」といったスキルを高めるのに非常に効果的なのです。臨床瞑想法を理解し、会得することによって、結果的にスピリチュアルケアの理解も深まり、気づきの感性が磨かれ、対人援助のコツが身につき、コミュニケーション能力がアップします。

臨床瞑想法とスピリチュアルケアの根底にある心理学

　臨床瞑想法を実践するためには、セラピストが心理学についてある程度理解している必要があります。実践の前に理論をすべてマスターする必要はありませんが、以下の内容を踏まえて実践を深めていきましょう。

　近年のケアのモデルには、①医療モデル、②予防／環境モデル、③心理モデル、④生活モデルがあるとされています[1]。

　臨床瞑想法やスピリチュアルケアは「心理モデル」の範疇に入りますが、グリーフケアや家族ケアも含まれることを考えると、その領域は多面的であり、実に多彩です。今、わが国の医療やケアの整備および実践の面で遅れているのが、実はこの心理モデルなのです。

　心理モデルとは、心のケアに関する領域（職場ストレス関連やメンタルヘルス、臨床での心理援助など）を扱いますが、最近では自死の問題や死別悲嘆のケアなども含まれます。スピリチュアルケアは心理モデルの延長にあり、かつ統合的なケアですから、対人援助職が行うスピリチュアルケアならば、

「医療モデル」「予防／環境モデル」「心理モデル」「生活モデル」の４つを統合したケアであるべきでしょう。

　ここで、心理的援助とスピリチュアルケアとの違いについて、ユング（C. G. Jung）が創始したユング心理学を参考にして考えてみましょう。心理的援助とは、セラピストがクライアントの心の活動である思考・感情・感覚・直観の４つの機能を総合的に活用して、クライアントにかかわることです。思考と感情、感覚と直観はそれぞれ対立関係をもち、外交的、内向的なタイプによって表現も異なってきます。

　ここでいう思考（thinking）とは、ものごとを大枠で把握し、やや客観的に理論的な形成をみることです。感情（feeling）はものごとを好き嫌いなどのフィーリングで評価決定しようとする主観的な働きです。感覚（sensation）とは事実に基づいた部分を感覚で認知しようとする働きで、直観（intuition）とは、事物の背後にある機能や可能性を瞬間的に把握しようとする心の働きともいえます。

　スピリチュアルケアとはこれに「自己超克」や「超越性」、「統合性」を加えたものといえます。超越性とは、ユングの集合的無意識でもあり、近代の心理学者マズロー（A. H. Maslow）が提唱したトランスパーソナル心理学の概念で、自己概念を超えた意識をいいます。また統合性とは、ケン・ウィルバー（K. Wilber）が最も新しい概念として提唱しています。

　トランスパーソナル心理学を看護の理論に採用したのが、ニューマン（M. Newman）です。クライアント自身が苦しみに意味を見出し、自己の人生に折り合いをつけることができるようなケアのしくみであり、従来の傾聴などによる共感的態度から超越性や統合性の支援へとつなげる、具体的なスピリチュアルケアを提示しました。

傾聴やスピリチュアルケアのスキルを高める瞑想経験

　「傾聴」は、スピリチュアルケアの基本中の基本です。日常のケアの場面で、すでに多くの方が実践されていることと思います。臨床瞑想法においても、クライアントとの信頼関係を築く段階で、大いに活用しましょう。

　逆に、スピリチュアルケアを行うために瞑想のスキルが役に立つことも

説明しておきます。

　スピリチュアルケアは、相手に寄り添う関係性そのものといえますが、言葉や態度を通じ、あるいは言葉や態度の背後に隠されたメッセージをセラピストが敏感に感じ取って、ケアリングをすることが大事です。こうしたセラピストの資質を育むのが瞑想の訓練なのです。セラピストが、瞑想において自己の生育歴を洞察する経験を積むことによって、他者の内面世界を感じ取るスキルが身につき、それが積極的な傾聴活動につながります。

　アクティブリスニング（active listening）と呼ばれる積極的傾聴では、相手に共感する態度、相手のことを尊重する態度、どのような内容がクライアントの口から飛び出しても最終的に支援し続ける態度を心がけなければなりません。クライアントの悩み、苦しみ、叫び、訴え、痛み、悲しみ、苦悩、嗚咽、苦汁、悲鳴などを、じっくりと、中立的な（自己概念をはさまない）立場で、親身になって徹底して聴く姿勢が大切です。

　心理学者カール・ロジャーズ（C. Rogers）は、クライアントに対する治療的関係の本質を明らかにしましたが、私なりに解釈すると下記のようになります。

◆自己一致または純粋性（self-congruence/genuineness）：クライアントに対する自分の感情や思いを常に意識すること
◆無条件の積極的関心と受容（accept）：クライアントを尊重し、その感情、思考、行動をよいとか悪いとか判断せず無条件的に受け入れること
◆正確な共感的理解（empathy）：「あたかも相手になったかのように」という理解を見失わないで、その場にクライアントとともに居続けること

（村瀬孝雄・村瀬嘉代子編（2004）：ロジャーズ―クライエント中心療法の現在，日本評論社を参考に作成）

　この3つは、今日のカウンセリングにおいて「クライエント中心療法」として最も基本となっているスタンスです。そして、傾聴を進めるうえで常に自分の心に確認すべき基本であり、重要なポイントでもあります。傾聴とは「ただ聴くこと」ではなく、「意味のある聴き方」なのです。それがスピリチュアルケアアセスメントということになります。

　さて、「聴す」と書いて「ゆるす」と読むことをご存知ですか。他者の内

2　臨床瞑想法とスピリチュアルケア　33

面世界について誠意をもって聴くということは、お互いがゆるし、ゆるされている関係において成立することなのです。クライアントの内面的な痛みや希望に関心をもち続け、効果的な関係を確立することが大切になります。

　実はこの「聴(ゆる)す」というのは、『日本国現報善悪霊異記』(養老年間)に「僧尼は仏道に依り神呪を持して以て病徒を救い、湯薬を施して痼病(こびょう)を療することは令に於いて之を聴(ゆる)す」とあるように、歴史的にも大変重要な言葉です。つまり傾聴の文化は、古来から人と人との間で、ゆるし合う関係性として継承されてきたものなのです。

　最近では、クライアント中心療法でありながらも、よりアセスメントを有効にするため、下記のような「統合的カウンセリングの視座」が検討されています。

> ❶現時点でこの人（クライアント）の人生に何が機能していないか
> ❷クライアントの現在の苦境を引き起こしている特別な問題と原因は何か
> ❸クライアントは何を必要としているか

　この３点を把握するために、従来の心理学やカウンセリングの理論と実践、カウンセリングモデルの概念やテクニックを引用しつつ、ワンパターンに陥ることなく、統合的な視点でかかわることが重要となります。すなわち、①クライアントに対する積極的傾聴と理解、②変化の願望の承認、③批判的判断の留保、④適切な温かさと受容の表現、⑤クライアントが経験している世界を理解していることの伝達、⑥支持と挑戦の組み合わせの提供、⑦変化の内的資源をクライアントが開拓することの支援、⑧変化をもたらすために必要な特別なステップをとることの援助を実践して、効果的にクライアントとの良好な関係を確立することです[2]。

　傾聴のスキルは経験と学びによって熟成されます。初めはぎこちなくても、寄り添って丁寧に話を聴く姿勢さえあれば、少しずつ、しっかりと聴けるようになります。というよりは、クライアントが自然に話し出すようなあなたになることです。セラピストにとって、他者の内なる声を聴く訓練が最も大事なことです。

瞑想による関係性の洞察〜縁生理解

　瞑想の4つのメソッドのうち、「みつめる瞑想」では、自己省察として生育歴や他者との関係性を吟味するプログラムがあります。このような、あらゆる事物、人間の関係性を示すものを、仏教の言葉で「縁」「縁起」といいます。

　「縁（縁生、えん、えにし）」という関係性を表す用語は、2500年前の仏教に由来します。そしてこの言葉は、多くのアジア人が日常的に使っている言葉です。「ご縁がありますね」「……のご縁によって」などと使われる背後で、実は人々の心情やスピリチュアリティが、ときに内在的に、ときに躍動的に動いています。まさしくスピリチュアリティとは、ダイナミックな"いのちの活動性"や"絆、関係性"を意味しています。

　したがって、縁生の目的とするところは、「人間が自己のスピリチュアリティに気づき、他者や環境との調和を図りながら、成熟して宇宙的生命に融合しようとする営み」を臨床瞑想法で体現していくことなのです。これは、病気や障害、人生の課題に直面したときにだけスピリチュアリティがはたらくということではなく、人間の存在そのものにスピリチュアリティが内在し、成長し続けることを意味しています。

　縁生には、「自縁」「他縁」「法縁」の3つの構造があり、これによっていろいろな関係性を整理することができます。特に「みつめる瞑想」の洞察瞑想をリードするときには、自分の命の存在性を洞察する「自縁」、両親や家族、友人、知人などを洞察する「他縁」、自己他者を超えた大いなる存在を洞察する「法縁」について、スピリチュアルコミュニケーションを通じて、クライアントの内面世界を共有し、ケアに活かすことができます（図10）。

　人生の課題をみつめる瞑想においては、ときには生きる意味を見失い、絶望、悲嘆、孤独感などに苛まれて自分の命の行方に苦しんだり、家族や親しい人との関係性に課題や苦悩を発見したりすることがあります。人によっては、神様や仏様、ご先祖様などへ思いや願いを寄せることもあります。しかし、<u>それらのテーマはすべてがネガティブな負の要素ではなく、むしろその苦悩の実態を洞察することにより、やがて生きる意味の本質を見つけることが可能になるのです。</u>

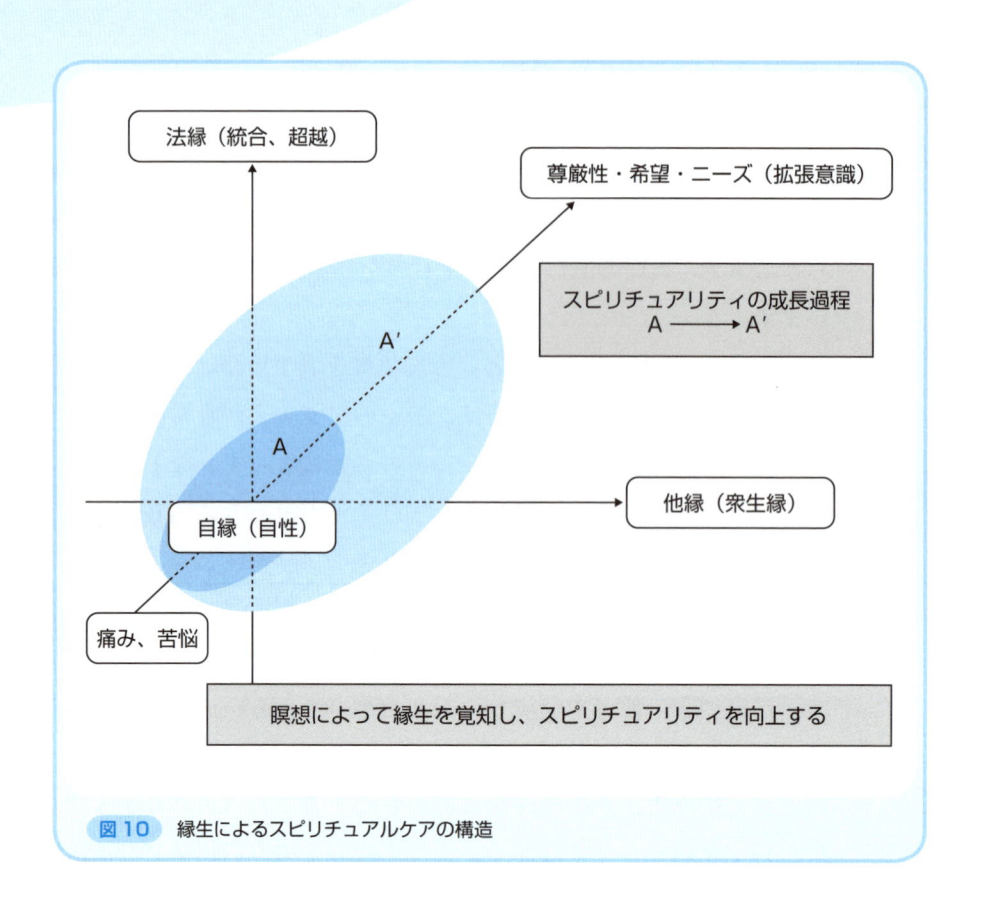

図10 縁生によるスピリチュアルケアの構造

　仏教では「生死一如（しょうじいちにょ）」、「煩悩即菩提（ぼんのうそくぼだい）」と称して、苦楽はともにその人のスピリチュアルな成長過程であると教えています。「四苦八苦」は排除するものではなく、その苦しみに向き合うことには、「たましい性」を成長させる重要な種（仏性）が隠れているのです。つまり、たとえ身体は病気であっても、たましい性は常に健全性を保持しようとします。臨床瞑想法によるスピリチュアルケアは、個の苦悩に共感しつつ、スピリチュアルヘルス（健全性）を支え、覚醒の境地を実現するケアといえましょう。

引用文献

1) 広井良典（1997）：ケアを問いなおす，ちくま書房，p.172.
2) ジェラルド・コーレイ著／山添正監訳（2011）：コーレイ教授の統合的カウンセリングの技術─理論と実践，金子書房，p.32.

参考文献

・樋口和彦（1978）：ユング心理学の世界，創元社，p.89.
・マーガレット・A ニューマン著／手島恵訳（1995）：マーガレット・ニューマン看護論─拡張する意識としての健康，医学書院，p.70.

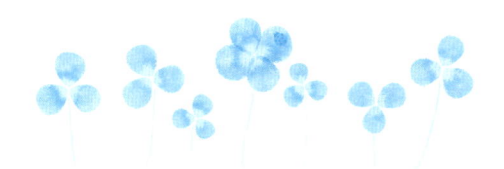

第3章

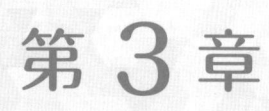

臨床瞑想法の4つのメソッド

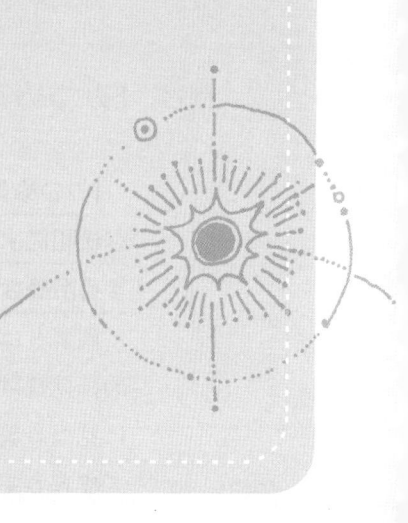

1 臨床瞑想法の4つのメソッド

　ここでは、臨床瞑想法の骨子となる「4つのメソッド」とはいかなるものかを説明します。

▶「ゆるめる瞑想」

　「ゆるめる瞑想」は、心身の緩和と集中を目的としています。緩和するためには、意図的な呼吸によって身体と呼吸のリズムを調和させることが必要です。意図的な呼吸（意識的に息を長く吐くこと）は副交感神経を優位に導き、脳波をアルファ波状態にして、脳内神経伝達物質の分泌を促します。はじめは緊張状態で交感神経が優位なベータ波の状態であっても、そこから深い呼吸と意図的な呼吸を支配することによって、脳波や自律神経に働きかけて、心身を緊張から弛緩へと導くのがゆるめる瞑想なのです。緩和された意識は同時に集中した意識状態を醸し出し、次の「みつめる瞑想」に移行します。

▶「みつめる瞑想」

　「みつめる瞑想」とは、観察することと洞察することを意味します。十分な緩和によって得られた集中的な意識状態は、自己や他者を客観的に観察する冷静な視点を生み出します。
　観察とは文字どおり、自我意識にとらわれないで対象をどこまでも客観的に見続けることです。それは注意に基づく瞑想であり、物事を第三者的に見つめ続けることです。最近は「マインドフルネス瞑想」というフレーズで有名です。もともとマインドフルネス（Mindfulness）とは、初期仏教の

「念」を意味するパーリ語（Sati）が、アメリカで翻訳されたものです。一般には「気づき」などと解釈されていますが、本来の「念」の意味は、過去と現在の貪欲や憂いの想念のことです。仏教では偏りを離れた中道の視座で、ありのままに自己の想念を注視し続ける瞑想を重視します。ここでは、観察する主観的な自己と、観察される客観的な自己を認識して、瞑想を深めていきます。

　さらにそれが進むと洞察になります。分析と洞察は似ていますが、分析は、どちらかというと物事を細分化する二元論的な要素があり、一方の洞察は、常に全体を眺めつつ、その本質を深く掘り下げる視座です。たとえば自己の生育歴を洞察するときに、家族の関係性の全体像を見ながら、そこで個人がどのような思いを巡らし、どのような行動をとったかなどを具体的に注意を凝らして深く見ていくような視点です。伝統仏教では四諦八正道（したいはっしょうどう）の洞察瞑想（p.49）が、その究極の修道とされてきました。

◆「たかめる瞑想」

　「たかめる瞑想」は、心身の機能を瞑想によって意図的に向上させようとするものです。この瞑想では、人間の五官六根（眼、耳、鼻、舌、身、意識）や五体（明確な定義はないが、頭、首、胸、手、足または頭、両手、両足）を意識しつつ、その機能性をより向上させていきます。

　たとえば密教では、人間の五体と宇宙の五大要素、すなわち地水火風空の原理を同格とみて、それぞれのもつ機能を呼吸、身体運動、意識変容などで現在よりも高めていくことを目指します。つまり、内分泌系、自律神経系、免疫系に働きかけて、それぞれの不調和な状態からバランスをとりつつ、部位によってはその機能向上を図るものです。

◆「ゆだねる瞑想」

　「ゆだねる瞑想」は「たかめる瞑想」に連動して起きるものです。たかめる過程で、ゆだねる意識状態が出現することがあるため、その違いを明確

に分けることは難しいものです。あえていえば「たかめる瞑想」は身体レベルの機能高揚を意図していますが、その過程で精神的な次元上昇が出現し、連続して「ゆだねる瞑想」という意識の変成状態に移行するということです。この瞑想によって高次のスピリチュアリティが出現することを意味します。

　したがって、「ゆだねる瞑想」は、自我意識を超克して、大いなる意識（サムシンググレイトなど）に融合、あるいは統合する意識状態といえます。仏教的には覚醒や悟りの状態を意味します。臨床瞑想法を習得することによって、誰もがこの境地を獲得できるということではなく、そういう目標が瞑想の中にあるということを理解していただければよいでしょう。

　では、次項から4つの瞑想メソッドについて詳しくみていきましょう。

2 ゆるめる瞑想（緩和、集中瞑想）

瞑想の意味と心理的プロセスを明確にする

　これまでの座禅や瞑想のトレーニングにおいて、初期段階で「ゆるめる瞑想」を強調する指導者は多くはいませんでした。特に伝統的な仏教教団で指導する瞑想（座禅）では、呼吸によって内面の安定性がもたらされることの重要性を説くことをせず、姿勢ばかりを重視して、恰好だけの瞑想になっているケースが多いようです。

　なぜでしょうか？　それは、瞑想の生理学的なメカニズムについて、十分な見識をもたないままに、伝統的な儀式的動作法を踏襲して機械的に指導していることによります（初心者は基本にならって行うべきですが、指導者のレベルでは当然、より深い理解が必要です）。

　瞑想とは何をするものなのか、その意味と心理的プロセスを明確にしないまま「ただ黙って座れ」とのみ伝える指導が、左脳的な判断を遮断して右脳的な瞑想に導入する手段として一定の教育的効果があったときもあります。しかし、近年の特に科学的知見を教育された人々を相手にするには、十分な説得力に欠けます。

　第1章で述べた「調身」「調息」「調心」の瞑想三要素が、時代を超えて普遍的な瞑想のツールであることは否定しませんし、寺院で行う瞑想座禅であれば、伝統的なスタイルに則ったものであっても構わないでしょう。しかし、専門的に医療や福祉、教育の現場で瞑想を活用するためには、互換性があり、知的で、なおかつわかりやすく丁寧な指導法が必要なのです。

瞑想による生理学的な変化

近年の実証学的研究から、瞑想をすることにより、次のような生理学的反応が起こることが解明されています。

> ❶ 酸素消費量と二酸化炭素排出量の大幅な減少による深い休息が生じる。
> ❷ 呼吸数、分時換気量、心拍数が大幅に低下する。
> ❸ 皮膚電気抵抗値が急激に増大するが、これは深いくつろぎ状態を意味する。
> ❹ 動脈血の酸素分圧と二酸化炭素分圧、酸塩基平衡、血圧などの安定性が示すように、重要な生理機能は維持されている。
> ❺ 動脈血中の乳酸濃度が減少する。
> ❻ 脳波の変化は、前頭部と頭頂部でアルファ波とシータ波が増大しており、これは深い休息にありながら目覚めた機敏さを示唆する。
>
> （ロバート・キース・ワレス著／児玉和夫訳（1991）：瞑想の生理学, 日経サイエンス社, p.37 より）

瞑想によるこれらの効果は、ジャーナルなど国際論文でも散見され、医療系の検索エンジン PubMed では、キーワードに瞑想（meditation）を含む科学論文が3987本ヒットします（2016年6月10日時点）。そこには瞑想中の脳波や自律神経の測定などから予防医学的な視点や健康回復に関する研究など多様な展開がみられ、科学的かつ実証的な解明が進んでいることがわかります。具体的には、瞑想が高血圧、2型糖尿病、脂質異常症、高コルチゾール血症などを改善すること、リンパ球やナチュラルキラー細胞を活性化させること、脳内でアルファ波（リラックスした状態）やシータ波（潜在意識の状態）を発生させることなどの報告があります[1-3]。

近年では、瞑想の鎮痛作用を痛みの尺度を測るVAS（Visual Analogue Scale）により評価するとともに、脳の感覚処理領域（第二次体性感覚野・島皮質）の活性化が関与することをMRI（Magnetic Resonance Imaging）の測定によって明らかにしています。つまり、<u>瞑想時には普段とは異なる脳の部位が賦活するという、いわゆる「瞑想脳」になることがわかってきています</u>[4]。

瞑想が脳波に与える影響

　私自身の研究として、2011年2月、北斗病院の脳診断スタッフの協力のもと、f-MRI（functional magnetic resonance imaging；機能的磁気共鳴画像法）を使って「ゆるめる瞑想」と「たかめる瞑想」時の瞑想脳を測定しました（図11）。データ解析で、2種類の瞑想では、明らかに賦活する部位（色で示した部分）に違いがあることが判明しました。しかし、このデータは私一人のものであり、瞑想経験の差異を分析するにはさらなる研究が必要です。

　現在、瞑想研究を深めるために、私は京都大学大学院医学コミュニケーション学分野の研究室を拠点に、他の医科系大学関係者とともに、瞑想と脳波や自律神経の関係について共同研究を継続しています。まだまだ国内における実証的な測定調査を繰り返し、データを蓄積して研究する必要がありますが、これまでの脳波測定実験においては、瞑想の種類により脳の働きが異なることを確認し、先行研究と符号する測定結果がみられていることから、ゆるめる瞑想とたかめる瞑想では、脳波や自律神経の働きに差異があると想定することができます。

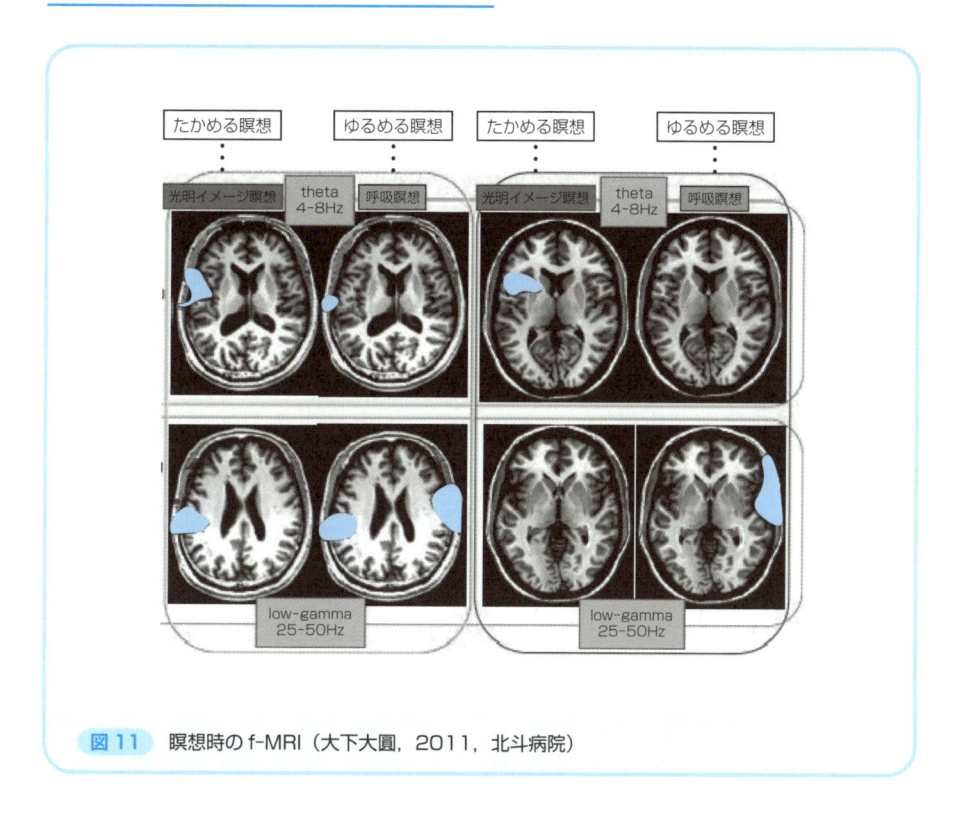

図11　瞑想時のf-MRI（大下大圓，2011，北斗病院）

また、日本国内の医療機関では、瞑想経験者と未経験者の41人を対象に、瞑想中の脳波と自律神経の関係を調査研究しており、瞑想が副交感神経に影響を与えること、継続的な瞑想が自律神経の安定化やストレス対策に結びつくことを報告しています[5]。

阿息観で集中瞑想を

　心身をゆるめると、一点に集中できるようになります。集中する瞑想法を発見したのはヨーガの瞑想者たちですが、仏教に取り入れられて「シャマタ瞑想」（ひたすら呼吸の出入りに集中する瞑想）となりました。瞑想の導入で心身のゆるみを十分に味わうと、「集中」という精神状態が起きてきます。安定した精神状態が出現すると、集中瞑想の状態になるのです。

　シャマタ瞑想については、仏教経典の『入 出 息 念 経』（Ānāpānasati-Sutta）に、「森に行き、或は樹下に行き、或は空屋に行きて結跏趺坐し、身を正直に向けて念を現前に樹立せしむ」とあり、森や樹木の下、あるいは室内などで「出入りの呼吸に注意を凝らして行う、修習法としての身体、感受、観心、観法すること」として詳しく説明があります[6]。

　呼吸の出入りを注視して、「私は今、息を吐いている」「私は今、息を吸っている」というように、ひたすら呼吸そのものに集中します。「足が痛いな」「寒いな」「明日の仕事は……」などと、次々に雑念が起こってきても「呼吸に戻る」「呼吸に戻る」「呼吸に戻る」と、何度も自分に言い聞かせて呼吸の出入りに集中します。これがシャマタ瞑想の訓練です。

　私は、1980年にスリランカのテーラーヴァーダー（上座部仏教）の寺院で約半年の瞑想生活をしました。そのとき、上級僧侶がこの集中瞑想を理解するコツについて、「『私は今、樹を見ている』『私は今、樹の葉を見ている』『私は今、ゆっくり歩いている』というように、ひたすら"ありのままの今の自分を感じながら呼吸すること"だ」と教えてくれました。

　瞑想のはじめは難しいことではなく、ひたすら呼吸の出入りを見続ける訓練をすることなのです。

　現在の日本であれば、この集中瞑想を習得するために「阿息観」を導入するといいでしょう。阿息観とは、梵字の阿字（図12）を目の前に置いて

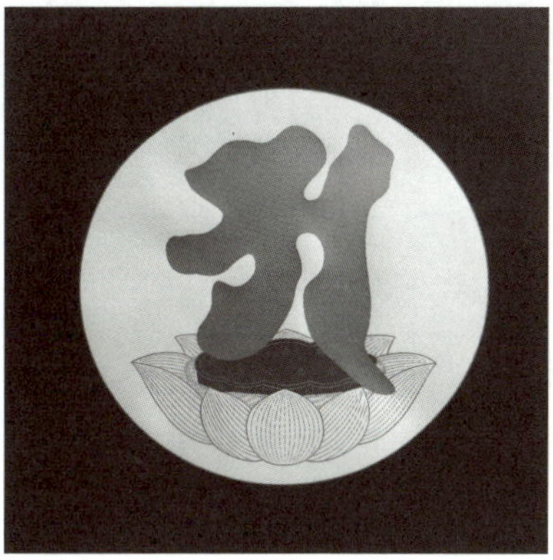

図12　阿息観に用いる梵字

（図絵がない場合は心でイメージしながら）、「ア〜」、「ア〜」、「ア〜」というように吐く呼吸に合わせて声を出すことです。声を出すことで今の呼吸に集中します。吸うときにも阿字を観じながら行います。無声で行うと、より集中瞑想が促進します。

　ゆるめて集中する瞑想は、最初のうちは5分、10分、15分の瞑想を段階的に繰り返します。慣れてくれば30分、40分の瞑想でも自然に行えるようになるので、最初はぎこちなくとも、続けるということが大切です。熟達すると、何も考えないでこの状態を保持するゆるぎない集中瞑想に入ることができるようになります。

引用文献

1) Ray IB, Menezes AR, Malur P, et al（2014）：Meditation and coronary heart disease：a review of the current clinical evidence, Ochsner J, 14（4）, p.696-703.
2) Infante JR, Peran F, Rayo JI, et al（2014）：Levels of immune cells in transcendental meditation practitioners, Int J Yoga, 7（2）, p.147-151.
3) ロバート・キース・ワレス著／児玉和夫訳（1991）：瞑想の生理学，日経サイエンス社，p.65.
4) Zeidan F, Emerson NM, Farris SR（2015）：Mindfulness meditation-based pain relief employs different neural mechanisms than placebo and sham mindfulness meditation-induced analgesia, J Neurosci, 35（46）, p.15307-15325.
5) 石井正則・山崎ももこ・増田文子（2015）：メディテーション（瞑想）による脳波と自律神経の変化，日本自律神経学会総会プログラム・抄録集，68巻，p.109.
6) 高楠順次郎監修（1978）：入出息念経，南伝大蔵経，第11巻，大蔵出版，p.88.

3 みつめる瞑想
（観察、洞察瞑想）

次に「みつめる瞑想」です。心身を見つめることは、観察瞑想と洞察瞑想に分けて説明することができます。

自己をありのままに見つめる「観察瞑想」

自分の心身に起きている事実をありのままに認識するのが、観察瞑想です。それは、ゆるめる瞑想の延長にあり、呼吸の出入りを観察し続けることが導入になっています。

日常生活において見つめるものは「家庭や社会における今の自分の位置」「複雑な仕事や課題」「対人関係の課題」「ネガティブな自意識」や、深層意識に潜む「過去のトラウマ」「脆弱感」「厭世感」などの人生の課題でもあります。それをありのままに観察します。

さまざまな事実確認を自分の意識や心で行っていく作業といえるでしょう。このとき「自己の本質的な心理状態を客観的に見ることができる位置におく」という訓練がポイントになります。人間は感情的な生き物ですから、第三者として自分を見ることが苦手です。どうしても自己防衛が働き、感情移入して正当化したくなります。

右手の親指と人差し指で、自分の左手の甲をつまみ上げてみてください。痛いですよね。ここで観察です。

「痛みを感じる自分の手の甲」と「痛いという自分の意識」の両方を観察し続けるのです。やがて痛みが和らぐのを感じることと思います。

痛みは脳神経が判断します。しかしそれを観察し続けると、事実を確認した意識が「そんなに大げさな痛みではない」と判断し、あるいは痛みを和らげる神経伝達物質を分泌して痛みが和らいでいきます。このような訓練が、「悩む私」の事実関係をじっくり観察する基礎をつくってくれます。

観察瞑想では自我意識をいったん解放して、どこまでも今の自分をありのままに、第三者的に、客観的に見ていきます。たとえば、問題の所在が自分ではなく相手にあったとしても、単に人のせいにするのではなく、そのときの自分の心に起こったことを、もう一人の自分がしっかり観察するのです。

　これを繰り返すことによって、自己を第三者的に見る習慣ができ、その後の洞察瞑想に入りやすくなります。

　観察瞑想を上手に行うコツは、最初に徹底して「一つの対象を見続ける訓練」をすることです。たとえばりんごを目の前に置いて、ひたすら見続ける訓練をします。りんごの色、形、ツヤなどを細かく観察するのです。うまくできるようになると、ありのままの自分の今の心や過去の心（行動と思念）を観察することができるようになります。

事実の背景や内部を探る「洞察瞑想」

　観察瞑想がある程度できるようになったら、次は洞察瞑想です。観察瞑想から洞察瞑想へと深めていくのは一つのステップで、初級から中級を目指すようなものです。

　洞察瞑想は、仏教では「四諦の観察」と「八正道における正見、正思、正語、正業、正命、正精進、正念、正定の瞑想」に該当します。四苦（生、老、病、死）を乗り越えるための方策である四諦の命題について、自分の存在性あるいは人生の意味や価値について深い思索をめぐらすことです。たとえば、「なぜ私は、誰々を両親としてこの世に生まれたのか」「自分が病気になること、歳をとることにはどんな意味があるか」「自分の死とは何か」「死ぬまでにやっておきたいことは何か」などと、思惟してみることです。

　「諦」とは「あきらかにみること」であり、物事の実態を正しく把握するために「見ること、思うこと、語ること」を吟味します。物事を正しく純粋に判断できれば、いつでも生死を手放せるのです。

　瞑想は、観察瞑想で得た「家庭や社会における今の自分の位置」や「厭世感」などの課題について、その出発点まで遡って、原因と結果のありさまをゆっくりと見ていく作業です。原因究明をしっかりと行う必要がある

ので、ここでも冷静で客観的な視座が求められます。

　怒りや悲しみなどの感情があまりにも強く現れるときは、深い洞察はできません。まだ客観的に見ることができない意識状態だということですから、このような難題は観察瞑想で取り上げたときにはっきりと認識できます。少し時間をおき、クールダウンしてから再度行うといいでしょう。

観察と洞察を理解するためのエクササイズ

　物事を第三者的な視点で観察し、その内面を見ていく洞察を促進するワークがあります。

　コンビニエンスストアなどで、容易に手に入るレーズンやナッツを用意します。それを瞑想参加者に、3粒ずつ配ります。最初は普通に一粒を食べます。食べたときの想いを確認します。次に、一粒を手に取って、形や匂いなどをしっかりと観察します。そして、その果実が「どこの産地で、どんな人に育てられて、どんなふうに成長して、どんな人たちに収穫されたのか、どんなふうに工場に運ばれ、どんなふうに海を渡り、日本の流通に乗ってコンビニまで運ばれ、誰が買って、今目の前にあるのか」というように思いを巡らしてから口に入れます。最後に、果実の願いや思いのようなものを感じ取って3粒目を口に入れ、しっかりと味わいます。ワークを終えてから、感じたことをお互いに分かち合うこと（シェアリング）によって、それぞれの想いを相互に確認し学ぶことができます。

　一粒の果実を観察し、洞察をめぐらすという一連のプロセスが、この瞑想の学びになるのです。

　この思考法を応用して、自分が生まれたときから成人になるまでの人生のプロセスを洞察します。心理療法やスピリチュアルケアにおいて「生育歴分析」と呼ばれる訓練法です。<u>肝心なのは、あらゆる人生模様に意味づけができて、その人らしく生きられるような「ゆるぎない平安な私のこころ」をつくり出すことです。これは、最終的に自己のスピリチュアリティの成長を促すという意味で、洞察瞑想の大きな目的の一つといえます。</u>

　洞察瞑想は、自分が課題とするものの原因と結果の姿や、将来の方向性を見続けることですから、深く掘り下げる訓練がとても重要です。洞察が

進むと、日常の行動の中でも、すぐに洞察的思惟が起こって行動を調整してくれるようになります。

⭐「みつめる瞑想」の具体的な実践

　誰でも、生育歴にはさまざまなエピソードがあります。楽しい思い出もあれば、決して思い出したくないネガティブな記憶もあるでしょう。トラウマになるような、つらい思い出もあるかもしれません。コンプレックスもあります。さらに過去の現象を思い出すと、そのときの感情がよみがえり、あるいは付きまとって、苦しい気持ちになります。

　実はここに洞察瞑想の目的があり、目指すべき方向性も示されているのです。苦しい出来事を冷静に見続ける勇気が必要です。

　エクササイズとして、ネガティブな過去とポジティブな過去を一つずつ選んで、観察、洞察瞑想をするという方法があります。

　これは個人でもできるエクササイズですが、グループ・集団で一緒に瞑想会をするのは純粋に楽しいものですし、学びが大きく効果的に進めることができると同時に、お互いの理解が深まります。

> **実践例**
> ❶ネガティブな過去の出来事を1つ思い出すために10分間観察する
> ❷ネガティブな過去の出来事を1つ、20分間洞察する
> ❸メンバーでシェアする
> ❹ポジティブな過去の出来事を1つ思い出すために10分間観察する
> ❺ポジティブな過去の出来事を1つ、20分間洞察する
> ❻最後にメンバー内でシェアする
> （それぞれの時間は限定する必要はなく、30分、60分と適宜に行ってください）

　これらの観察、洞察瞑想を効果的に進めるための方法として、それぞれの出来事をまずテーブルに乗せるということがあります。パソコンのデスクトップに上げるような感覚です。

　「観察瞑想」では、自分を中心に、その場面で関係する人間模様を配置し

てみます。これはユング心理学の「家族布置（ファミリーコンステレーション）」を参考にしていますが、エピソードとなる自分の位置や相手の位置、その距離感や親密性を見ることによって、その人との関係性を観察できます。

「洞察瞑想」では、そのときの自分の具体的な感情や想いを思い出します。次に、関係する人々の内面について、相手の立場に立って思いめぐらしてみます。そして、相手の気持ちを感じた自分がどんな気持ちになるか、そこから何に気づくか、というように、洞察するのです。

洞察瞑想は自己修復プログラム

このような自己洞察を0～5歳、5～10歳、10～15歳、15～20歳、20～30歳、30～40歳、40～50歳、50～60歳、60歳～というように年齢的な区切りをもって、父、母、きょうだい、祖父母、親類、友人、先生、会社の同僚などとの関係で行うと、自己覚知に大きな成果があります。

このとき、つらい経験を思い出すことによって、自分が傷つくことになるのではないかと考えてしまうかもしれませんが、観察瞑想による客観的な洞察をすることによって、自分が苦しむことはありません。客観的な視座は、冷静な感覚の中で行うことで、主観を離れるからです。

洞察瞑想とは、過去を振り返り、そのときのつらさや苦しみを手放して、忘れていく作業なのです。

自分を一番知っているのは誰ですか。それは自分自身ですよね。だから苦しむのですが、真実を知っているのもまた、ほかでもない自分自身なのです。

そして自分を一番愛せるのも自分自身です。ですから、つらかった、寂しかった過去を自分で修復するプログラムが洞察瞑想であり、「愛されていなかった幼い頃の私」を発見したならば、幼児期の自分をもう一度よく思い出して「おまえもよく頑張ったね」と、今の自分が幼い頃の心を抱きしめてやることです。その愛情表現の作業が、自分を癒してくれるのです。そのこと自体がself-care（セルフケア）と自然治癒力そのものなのです。

心理演習やスピリチュアルケアのスーパービジョンでは、グループワークなどで前述の「生育歴分析」を何度も繰り返しながら、自己や他者への

気づきを訓練します。こういう訓練を通じて、スピリチュアルケアの資質が高まってゆくのです。

臨床瞑想法では、基本的には自分一人で自己の内面世界に気づきを促すことができるようにトレーニングを行います。さらに習得するためには、瞑想後のグループワークやシェアリングで、お互いの気づきについて話し合うことが、きわめて有効です。

ときにはよき指導者のスーパービジョンを受けることも大事です。

心の構成図

みつめる瞑想のまとめとして、仏教の心理学的理解を促す構成図を示します（図13）。

日常の心は、五官六根（眼、耳、鼻、舌、身、意識）によって、外界を観察

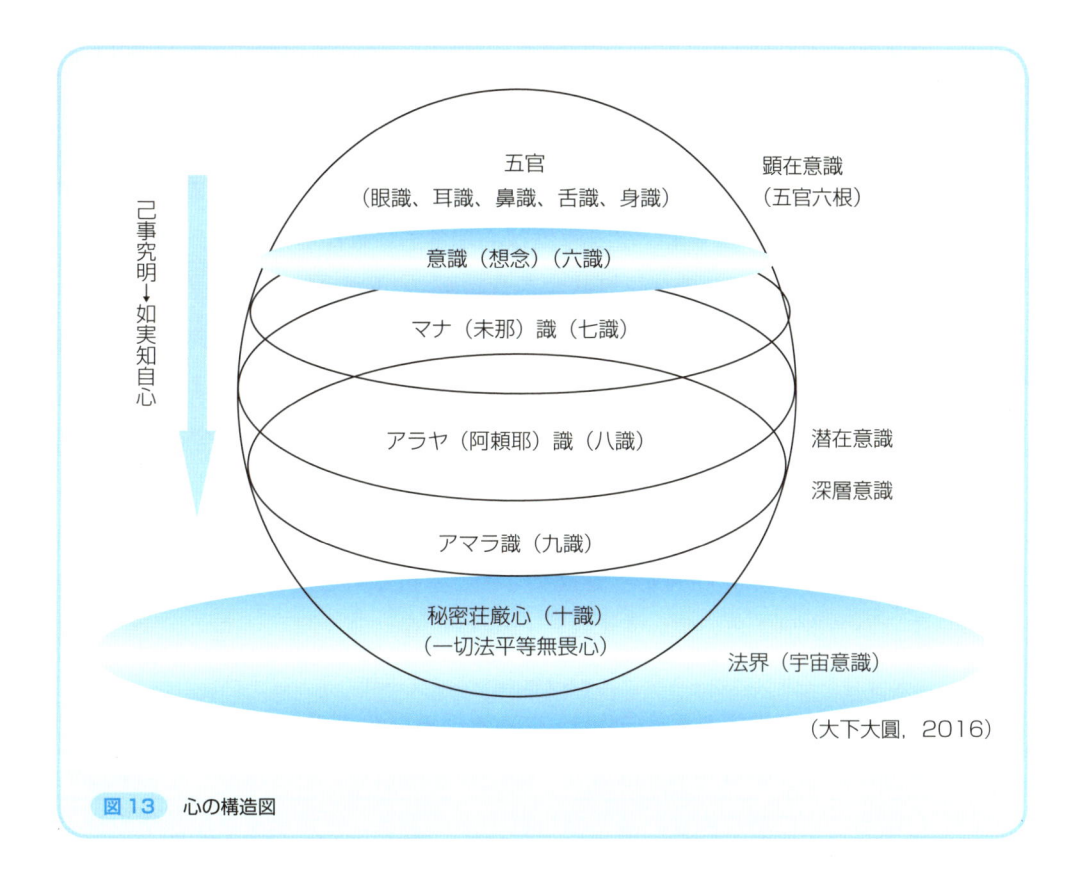

```
己事究明→如実知自心

五官
（眼識、耳識、鼻識、舌識、身識）      顕在意識
                                      （五官六根）
意識（想念）（六識）

マナ（末那）識（七識）

アラヤ（阿頼耶）識（八識）            潜在意識
                                      深層意識
アマラ識（九識）

秘密荘厳心（十識）
（一切法平等無畏心）                  法界（宇宙意識）
```

（大下大圓, 2016）

図13　心の構造図

3　みつめる瞑想（観察、洞察瞑想）　53

し、判断しています。仏教心理学であるところの「唯識」では、眼識（視覚）・耳識（聴覚）・鼻識（嗅覚）・舌識（味覚）・身識（触覚）を前知識とし、六識にはそれを受けて発生した感情や意思を含めたものが想念として蓄積されると考えます。まさに心の記憶です。

　これは基本的には脳内の作用ですが、脳の中にそういう特別な部分があるという感覚ではなく、身体全体でとらえていく感覚と思ってください。瞑想を始めるとその想念が浮かんでは消え、消えては浮かびます。初歩的な瞑想段階ではこの想念の影響を受けて、集中できないことがあります。

　その想念は、次の段階ではマナ（末那）識に相当します。したがって、とてもつらい体験をすると、一般にいうトラウマやPTSDを引き起こすタネが、想念の底辺にあるマナ識に蓄積されます。

　このマナ識は利己心や執着心またはコンプレックスの支配するところなので、瞑想の中でも特に重要な洞察の対象となるところです。ここに埋没して生きる限りにおいては、なかなか自己の安心や覚醒は生まれてきません。むしろマナ識（トラウマやPTSD）の影響を受けて、つらい人生だけが続きます。

　そのためブッタ（Buddha）は、四諦八正道などの瞑想実践、仏道実践によって、四苦八苦からの解脱を教えています。

　つまり、仏教ではもう一段深い心の世界を用意しているのです。それがアラヤ（阿頼耶）識です。アラヤ識は心理学的には深層意識とか潜在意識などと称して、人間の源底を意味する意識層で、「過去世の記憶、種の保存、未来への提示」を司るといわれています。仏教では「大円鏡智」ともいいます。私の名前「大圓」の由来もここにあります。大円鏡智は大きく丸い円のような鏡の精神世界を表していますので、すべての真実をありのままに観察し、思量する清らかな世界を意味します。

　弘法大師空海の伝えた密教では、アラヤ識の奥に九識としてアマラ識、十識として「秘密荘厳心」を構築して、宇宙意識とつながる曼荼羅世界の深遠なる世界を導いています（アラヤ識や九識、十識についての説明は、拙著『癒し癒されるスピリチュアルケア』〔医学書院〕などを参照してください）。

　<u>つまり洞察瞑想をする目的は、悩みという自我状態を単に避け続けたり、逃避したりする解決法ではなく、煩悩を直視して、生きようとする人間力を養うことにあります。</u>最初は自己防衛が働き、ネガティブな感情や意思

を見ないようにする感覚が生じます。しかしそれも自己洞察瞑想のプロセスなので、自己卑下することなく、丁寧に自分とかかわることです。客観的な自己洞察でそういう自分をも許していくと、やがて安らかな心境が生まれてきます。

　現代の考え方では、「レジリエンス（抵抗力）」の概念や「SOC（首尾一貫感覚）」などの理論で、トラウマやPTSDの克服を説明できますが、仏教では解決する心構えを「諦観」「諦見」などと称して、人間の回復機能の方法について丁寧に導いてきました（レジリエンスやSOCについては、拙著『実践的スピリチュアルケア』〔日本看護協会出版会〕などを参照してください）。

　したがって、洞察瞑想の目標は、想念を突き抜け、マナ識も突き抜けて、アラヤ識という安寧の境地を獲得することなのです。心理学的にはそのような意識の変容を「変成意識状態」（altered stared of consciousness）といいます。

　仏教の瞑想においては、初期にはシャマタ、ヴィパッサナーなどを修練し、後世にはさまざまな方法論をもつ密教瞑想を習得して、悟りを目的とした深い洞察瞑想や瑜伽行を積み重ねてきたのです。

4 たかめる瞑想
（生成、促進瞑想）

心身の機能を高める

　「たかめる」とは、自分の中にある、生きようとする力や心身の機能を高めることです。

　インドでは、丹田（臍の下にあたる部分）にある生命エネルギーを高める方法がヨーガの瞑想法で発達し、その後の仏教にも影響を与えました。中国では、気功や仙道に用いられて不老長寿の志向が盛んになり、また密教の瞑想にも応用され、月輪観（満月を観る瞑想）、光明瞑想（光を観る瞑想）、マンダラ瞑想（曼荼羅の諸仏を観る瞑想）などに発展しました。

　ヨーガの経典には、身体の感覚機能を調和し心身を克服することによって、より次元の高い境地、本当の我（真我）に到達する方法が詳しく説かれています。ヨーガの瞑想法には、かなりストイックな思考や実践性がありますが、長い伝統の中で培われた叡智が確かに存在し、そのエネルギーの活用法は密教に受け継がれています。密教は、チベット仏教が有名ですが、日本では比叡山の天台密教と高野山の真言密教があります。私自身は高野山で密教の修行をしました。

　たかめる瞑想には、エネルギーレベルや免疫力を上げ、病気になるのを防ぐといった効果があります。また、これまでの研究から、瞑想によって心身の機能がアップすることも解明されてきました。

　具体的には、心拍数の安定、血圧の降下、脳や心臓への血流量の増加、脳波・筋電信号・皮膚抵抗の正の変化、睡眠や消化の良好化、いらいら感の減少、病気の頻度や期間の減少、仕事中の事故やロスの減少、人間関係の改善、自己実現、感情・スピリチュアル指数の向上などです。

　また、アレルギー性疾患、ぜんそく、酸性消化性疾患、がん、心臓疾患、不安、うつ（神経症）、糖尿病、高血圧、過敏性腸症候群、薬物依存（喫煙、アルコールも含む）、片頭痛、緊張型頭痛等の治癒および改善がみられるとい

う報告もあります[1]。

呼吸で自律神経を安定させてから

　瞑想時のゆったりした呼吸は、自律神経の一つである副交感神経を優位にし、それが血管へ作用した結果、動脈壁はより伸びやかで弾力性に富むようになり、血液は、末梢抵抗に遭遇しながらも内臓の器官や組織にスムーズに運ばれます。脳の活動と筋肉の緊張は抑えられ、血液が体内のシステムを上手に循環することによって、心身の機能は向上し、健康状態も向上するのです。

　実際に、瞑想が脳や筋肉に好転的な影響を与えて、健康生成に大きな貢献をしていることは、さまざまな研究から解明されています。健康生成とは、私たちが健康を増進するうえで助けとなる力のことです（健康生成論については後述します）。

　さらに、現代の精神科医療にも瞑想は取り入れられ、薬物療法だけでない新しい精神療法としての領域を担っています。私は、近隣の精神科病院のデイケアにおいて、うつ病やパニック障害の患者さんを対象に臨床瞑想法を実施したことがあります。また別の医療機関では、がん末期、慢性疾患の方に臨床瞑想法を施して、心身機能の向上に役立ててもらっています。

　また、たかめる瞑想は自らの自然治癒力を向上させます。瞑想を健全的に活用することによって心身をコントロールし、日々の健康に役立て、安らかな心境に至ることができるのです。<u>つまり「たかめる」とは、身体レベルだけではなく、「どのように生きるか」という、よりスピリチュアルな側面に重点がおかれているといえます。</u>

　わが国でも、統合医療の研究やネットワークが盛んになり、エビデンス（医療的根拠）を中心に展開される西洋医学と、全体像を診る東洋医学との統合や連携が起きています。これは心身統合論でもあり、仏教でいう「心身一如（しんしんいちにょ）」の生き方なのです。

　たかめる瞑想の基本は、まずしっかり呼吸すること。次に洞察瞑想で得られた心身の調整をさらに進め、意図的に機能を高めるようなイメージをつくります。このイメージが大事なのです。

ユング心理学では、意識の発展過程において、仏やマンダラなどの統合的な意識を瞑想によってイメージする手段として、「能動的想像（aktive Imagination）」を示しています。能動的想像とは、「心中に起こってくる夢や観念などのイメージを抑圧することなく、自然に自由にはたらかせながら具体化していく方法」で、それはやがて箱庭療法やアートセラピーに応用されます。

　はじめはイメージをすることが苦手の方もあるかもしれませんが、幼いときに経験した心地よい風景などを思い浮かべる訓練から行うといいでしょう。イメージについては、「ゆだねる瞑想」の中で改めて紹介します。

発声を通じて高める

　密教では身体と心を「五大」と「識大」で説明します。つまり人間の身体は地大、水大、火大、風大、空大という５つのエネルギー（五大）で構成されていると考えます。弘法大師はこれに意識を司る識大を加えて「六大」としました。五大は五輪塔と同じ意味をもち、インド伝来の梵字で表されます。

　この五相（地、水、火、風、空）に五つの音（キャ、カ、ラ、バ、ア）を割り当てて、音階的に音を出してみます。はじめに低い音の「ア（地）」を出し、順に音階を上げて、「バ（水）」「ラ（火）」「カ（風）」「キャ（空）」まで出していきます。音階は、瞑想する人の出せる音で適宜に決めて実施します。

　一つの音を出す訓練を繰り返した後は、それにウェーブ（声による波）を加え、ゆったりしたリズムから、細かいリズムへと変化させて発声します。

　臨床瞑想法をグループで実習する機会があれば、２〜３人が１班となり、順番に「AUM（唵）」を発声して、全体の高まりを感じ合うことも有用です。

　大事なことは、これらの発声訓練が自己の内面的なチャクラ（意識のツボ）を意識化し、五大のエネルギーを高めるということです。

たかめる瞑想と健康生成論

　健康生成（Salutogenese）はラテン語の salus（健康）とギリシャ語の genese（生成）から成る概念で、個人が健康を増進するうえで助けとなる力を意味します[2]。

　もともと健康生成の概念は、イスラエルの学者、アントノフスキー（Aaron Antonovsky）が sense of coherrence＝SOC（首尾一貫感覚）という名称で発表したものです。アントノフスキーは1970年代にイスラエルのホロコースト（ユダヤ人の強制収容所）を生き延びた体験者の健康度調査を実施し、強制収容というストレスフルな体験をしたにもかかわらず、その29％が精神的身体的健康を保持していることに着目し、「人が過酷なストレスに遭遇してもなお、心身の健康を保つことができるのはなぜか」という研究によって、この健康生成論を解明しました。それまでの疫学のテーマは、疾患がいかにして創られるのかを解明し、またその疾患を発生させ増悪させる因子の軽減、除去を目的とする「疾病生成論」「病因論（pathogenesis）」にありました。それをアントロノフスキーは「健康はいかにして回復され、保持され、増進されるのか」という観点から、主たる健康要因（salutary factor）の解明と強化が大切であるとして健康生成論（salutogenesis）を発見するのです。

　この首尾一貫感覚は、幼児期においてその基本的な特性が備わると考えられ、人生における重大な外傷体験や日々のストレスに対して、個人が独自の方法で対処できるような働きをしているといわれています。また、①自分の状況が理解できる（把握可能感；sense of comprehensibility）、②何とかやっていける（処理可能感；sense of manageability）、③やりがいや生きる意味が感じられる（有意味感；meaningfulness）の3点が、首尾一貫感覚を形づくっているとされます[3]。

　この首尾一貫感覚を測る「SOCスケール」は、世界的に高く評価され、広く認められています。文化、社会階級、言語、人種、年齢、性別などで異なった傾向はみられても、測定方法はおおよそ確立しているとの報告があり、現在の日本においては、医療従事者、一般労働者、闘病患者、行政職、企業人などを対象にした健康生成調査研究が行われています。

　ストレスへのコーピング（対処）としては、近年レジリエンス（resilience）に関する研究があります。レジリエンスとは、もともとは物理学の分野に

おける「弾力性」「反発力」を示す言葉で、さまざまな定義がされていますが、まとめると、「深刻な状況におかれているにもかかわらず、それに適応する能力やその結果」といえます。その後、心理学、精神医学の分野で防御と抵抗力を意味する概念として用いられるようになり、さらには「人が逆境に遭遇した際の精神疾患に抵抗し、健康な発達を遂げるための防御機能」などとされ、「心理的復元力、心理的回復力、心理的立ち直り」などと表現されて、今日では看護研究等にも応用されています[4]。また、近年はポジティブ心理学も、個人の健全性を高める理論として注目を浴びています。

たかめる瞑想が、身体的には脳波や自律神経、免疫系にはたらきかけて、健康回復に大きな影響を与えることは、繰り返し説明してきましたが、精神やスピリチュアリティの向上に影響を与えるのが、SOC なのです。結論的には、たかめる瞑想を実践することで、SOC が高まり、身体機能のみならず人格やスピリチュアリティの向上を図ることができるといえます。

幸せのメカニズムを解き明かす 4 つの因子

スピリチュアリティや幸福観を高めるために、参考になる例をご紹介しましょう。1500 人を対象に「幸せのメカニズム」について研究した慶應義塾大学の前野隆司氏は、「やってみよう！」因子、「ありがとう！」因子、「なんとかなる！」因子、「あなたらしく！」因子の 4 つを提示しています。この 4 大項目それぞれに、気のもちよう、考え方の内容が具体的に記されています。

「たかめる瞑想」において、自分の現在と未来の幸福像をイメージする指標としてこれらの項目を思い浮かべてみてください。

❶「やってみよう！」因子：自己実現と成長の因子
・コンピテンス（私は有能である）
・社会の要請（私は社会の要請に応えている）
・個人的成長（私のこれまでの人生は、変化、学習、成長に満ちていた）
・自己実現（今の自分は「本当になりたかった自分」である）

❷「ありがとう！」因子：つながりと感謝の因子
・人を喜ばせる（人の喜ぶ顔が見たい）
・愛情（私を大切に思ってくれる人たちがいる）
・感謝（私は、人生において感謝することがたくさんある）
・親切（私は日々の生活において、他者に親切にし、手助けしたいと思っている）

❸「なんとかなる！」因子：前向きと楽観の因子
・楽観性（私はものごとが思い通りにいくと思う）
・気持ちの切り替え（私は学校や仕事での失敗や不安な感情をあまり引きずらない）
・積極的な他者関係（私は他者との近しい関係を維持することができる）
・自己受容（自分は人生で多くのことを達成してきた）

❹「あなたらしく！」因子：独立とマイペースの因子
・社会的比較志向のなさ（私は自分のすることと他者がすることをあまり比較しない）
・制約の知覚のなさ（私に何ができて何ができないかは外部の制約のせいではない）
・自己概念の明確傾向（自分自身についての信念はあまり変化しない）
・最大効果の追求（テレビを見るときはあまり頻繁にチャンネルを切り替えない）

（前野隆司（2013）：幸せのメカニズム，講談社現代新書，p.105-110 より抜粋）

引用文献

1) Sharma A, Sharma SD（2006）：Meditation：The future of medication? in：spirituality mental health, teachers college record, Indian phychiatric society in association with medical wing, R. E. R. F, 108（9），p.573-574.
2) Schüffel・Brucks・Johnen, 他編／橋爪誠訳（2004）：健康生成論の理論と実際─心身医療, メンタルヘルス・ケアにおけるパラダイム転換, 三輪書店, p.2.
3) 山崎喜比古・戸ヶ里泰典・坂野純子編（2008）：ストレス対処能力 SOC, 有信堂高文社, p.9.
4) 佐藤琢志・祐宗省三（2009）：レジリエンス尺度の標準化の試み，『S-H 式レジリエンス検査（パート 1）』の作成および信頼性・妥当性の検討, 看護研究, 42（1），p.45-52.

参考文献

・カールベッカー（2007）：SOC の現状とスピリチュアル教育の意味, 全人的医療, 8（1），p.24-28.

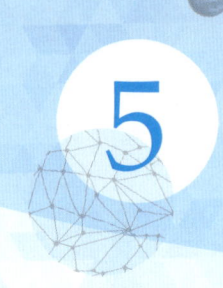

5 ゆだねる瞑想
（統合、融合瞑想）

ゆだねるとは

　「ゆだねる」とは、自分の「いのち」を「大いなるいのち」や「大いなるエネルギー体」にゆだねることです。

　「自分の命をゆだねるなんて、そんな恐ろしいことはできません」という人は多いと思います。しかしこれは、あえていえば「人事を尽くして天命を待つ」という心境です。自分では努力や学びをせずに幸せが棚ぼた式に手に入るように願って、ことの成り行きを見守っている姿勢とは真逆にあるものです。たかめる瞑想が、どちらかというと身体面の向上にウエイトをおいているとするならば、ゆだねる瞑想は精神面の向上が中心となります。

　ゆだねるのは仏、神、天、宇宙、自然、先祖などの大いなる世界で、そのことを「サムシンググレイト（何か偉大なるもの）」と表現する人もいます。<u>小さな我執にとらわれるのでなく、自己や他者を超えた大きな世界に思いを馳せ、仏教でいう「大我（たいが）」に生きる価値を見つけるという意識であり、覚悟です。</u>

　心理学的には、現在の意識状態を確認してから、それが次第に変容していく様を客観的に観察し続けることです。ゆだねる瞑想とは、心が幸福感と安らぎ感に満たされ、大いなる命と融合している感覚が長時間にわたって継続している状態です。

　これまで私は、個人と全体性の健康に関する概念に関して、マンダラの思考や東洋的な叡智を探りながら解釈を試みてきましたが、本書で繰り返し述べていることは、瞑想は心身の全体的な健康生成に有効であるということです。

ローソクの火を見つめる

　ゆだねるというイメージがわかりにくい方には、外のエネルギーとの交流や、身近な道具を使って融合を経験してみることをおすすめします。
　「阿字観」「月輪観」の本尊を使用することも有効ですが、それらが身近にない場合は、ローソクの燈明を利用するとよいでしょう。仏壇や神棚があるお宅ならローソク立てがあると思います。または、100円ショップなどで小さなローソク立てと5～8センチくらいのローソクを準備してください。
　室内を暗くして、火を灯したローソクが少し強調されるような雰囲気を演出します。次に、そのローソクを目の高さになるように台の上に乗せます。目の高さより高くならないように気をつけてください。
　そして、ゆるめる瞑想で心身をニュートラルにしたうえで、ローソクの灯りを見続けます。灯りを見続ける時間は3～5分が適当でしょう。やがて、「灯りが自分の中に入ってくる」「自分がローソクの中に入っていく」というような「入我我入観」ができるようになります。対象と自己との融合的な感覚が生まれてきます。

滝や山を見て融合意識を養う

　臨床瞑想法をトレーニングするときに、近くに自然があれば、積極的に利用しましょう。大自然のエネルギーは人間力を超えたものです（拙著『ケアと対人援助に活かす瞑想療法』〔医学書院〕では、自然界での瞑想法で、樹木瞑想、山岳瞑想、滝川瞑想などを紹介しています）。
　大木が茂る森林の中では、新鮮な空気を身体いっぱいに吸い込んで気持ちのよい瞑想ができます。また勢いよく滝つぼに落ちる滝を前にして瞑想すると、水のエネルギーによる浄化的感覚がカタルシスを生み出します。清らかな意識に充たされると、自己の存在がいとおしくなり、あらゆることに感謝の念さえ浮かぶのです。
　無理にそのように思わなくても、滝が流れ落ちるときのエネルギーからは、自己を超えて躍動する自然界のパワーをそのまま感じ取ることができます。これも変成意識です。

瞑想法としては、最初はその流れる滝を見続けます。やはり3〜5分間の凝視をしながら、「滝のエネルギーが自分に入ってくる」と意識します。

次に「自分のすべてが滝に入っていく」とイメージし、瞑想に入ります。これも15〜30分くらいの丁寧な瞑想をします。こうして、さまざまな場所でゆだねる瞑想を実践できます。

仏や法縁との融合

自己を包摂する宇宙意識や曼荼羅の仏、菩薩と融合する意識には、何度か訓練が必要です。究極的には、瑜伽行（ゆがぎょう）という密教の専門的な修行も必要です。ただし、一般在家の人であっても、融合の意識構造を理解できれば、目的を達成することは可能であると思います。それには、日頃から自己を超える意識（トランスパーソナル）に関心をもつことと、瞑想の鍛錬が必須です。

臨床瞑想法指導者養成講習会などでも、その要素を訓練しますが、まずはイメージする力が大事です。曼荼羅や仏、菩薩の画像などを日頃から観ておくことも有用でしょう。

自分が「大いなるもの」（サムシンググレイト）を想定したうえで、瞑想に入ってからそのエネルギーを意識するのです。セミナーでは前述のローソクの灯りや、曼荼羅を用いて訓練します。

また法縁（p.35参照）の中に、己とつながっている先祖の意識をイメージして、先に亡くなった肉親との和合や和解を達成することもできます。

たかめる瞑想とともに、ゆだねる瞑想の範疇は広くて深いものがありますから、その人のスピリチュアリティの探求と連動しているといえます。日頃から自己のスピリチュアリティを高める訓練が大事です。

自分のスピリチュアリティを信じる勇気をもつ

私たちは、「自分の人生を、自己の能力をもって望み通り最大限に実現する」という「自己実現」を目指して生きていますが、自己実現を成し得た

後に最終的に到達する意識を「自己超越」といいます。これは、自分のことだけでなく、周りの環境（家族、職場、地域）や大いなる存在にも目を向けた生き方といえます。

<u>自己実現とは、完成を目指すということではなく、その「生き方のプロセスを大切にすること」なのです。</u>もっとシンプルに考えるならば、「どんな状況下にあっても自己の個性を発揮して、自分らしく自信をもって歩き、そして法縁のようなサムシンググレイトを感じて生きること」です。

仏教の『楞伽経』には「迷いがあるから悟りというのであって、迷いがなければ悟りもない」「闇があるから照らすということがある」「道を修めるものは、覚って悟りにとどまらない」とあります。前に述べた「煩悩という悩みがあるから菩提という悟りがある」という考え方と同じように、苦悩の本質や執着を手放す心を説いています。

また密教の『大日経』には、仏道実践の究極的な教えが説かれています。「菩提心ヲ因ト為シ、大悲ヲ根本ト為シ、方便ヲ究竟ト為ス」（住心品、三句の法門より）すなわち「清らかな心をもって、大いなる慈悲を己のスピリチュアリティの根本に抱き、さまざまな方法や手法を活用して人々を幸せに導く」ということです。

ゆだねる先は悟りの世界ですが、そこは己の深い心に到達する世界でもあります。その境地は、仏教だけに留まるものでなく、あらゆる宗教や思想を超えて人類に大きな恩恵を与えてくれるのです。

▶ 臨床瞑想を実践し、自他の平安を目指す

ダライ・ラマ14世は、瞑想する人に「究極の真理を完全に理解し、それについて瞑想することができたなら、心は浄化され、そして識別の感覚が消えてなくなるでしょう」と教え、また「瞑想は行いの土台となるべきものです」と、瞑想が日常生活に欠かせないツールであることを強調しています[1]。

宗教哲学者のジョン・ヒック（J. Hick）は、世界宗教を概観し、自己を正しく洞察し、大いなる存在に意識を向けようとした聖者が達した心境について、ウィリアム・ジェームズ（W. James）の言葉を引用して次のように表

現しています。「①現世的な私的関心よりも広い実在に生きているという感覚、ただ知的にではなく、理想の力の存在を直感的に確信していること、②その理想の力が日常生活に自然に継続している感覚。その支配にすすんで身を任せていること、③自己中心性がなくなり大きな喜びと自由を表していること、④感情が否定から肯定へと愛と調和の感情にシフトしていること、⑤霊的な歓喜を経験していること」[2]。

ここには宗教や信条違いを超えて、真に世界の調和を願う心や、人として成長すべき方向性が示されています。

仏教の活動に即して提案するならば、一人の人間が、瞑想を通じて最高の幸せを獲得するということです。それは、個という我執に留まらず、「大我」というスピリチュアルなネットワークを形成して、世界や宇宙とのつながり意識を創出することでもあります。

たとえ一人で生きていたとしても、もはや一人ではなく、大いなる意識とつながっているという自覚があなたにも生まれてくることを願います。

統合の素晴らしさを知る

個人や社会が統合していくためには、さまざまな瞑想のエッセンスを活用するのが有効です。

私が提唱する「統合瞑想」（integrated meditation）は、個人の統合性（personal integration）と環境や社会の統合性（integrity of nature and society）の2つを目指しています。したがって統合瞑想は、多義的、多元的でマンダラ的であり、人間の生活のさまざまな場面で応用できると同時に、自己の健康づくりやスピリチュアリティの向上にも活用できるものなのです。

「ゆだねる瞑想」のポイントは、どこまでも広大なる大空をイメージすることから始めることです。日常の悩みや課題は、いったん横へ置いて、自由な自分を感じてください。そして心に安らぎを感じたら、イメージを膨らませて、宇宙に広がる自己を意識してください。

現代に生きるわれわれの使命は、心身の調和をもたらす「統合瞑想」の実践を通して、未来の平和社会実現を目指すことだと私は考えています。

瞑想は、「希望を実現する」ツールです。人生において大切なことは望み

が叶うか叶わないかではありません。「私はこう生きたい」という信念を高め、しがらみを整理し、執着を手放して、自分らしくシンプルで中味の濃い生き方を選択することです。

　臨床瞑想法とは、まさに自利利他の生き方を実践することなのです。

引用文献

1) ダライ・ラマ14世テンジン・ギャツォ著／クンチョック・シタル，阿門朋子訳（2010）：ダライ・ラマ　スピリチュアル・メッセージ，春秋社，p.8-9.
2) ジョン・ヒック著／林陽訳（2000）：魂の探求，徳間書店，p.216-220.

参考文献

・アーロン・アントノフスキー著／山崎喜比古・吉井清子監訳（2001）：健康の謎を解く─ストレス対処と健康保持のメカニズム，有信堂高文社.

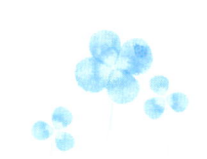

第 4 章

クライアントをリードする臨床瞑想法の実際

1 臨床瞑想法の実践

臨床瞑想法の実施手順

　臨床瞑想法の構造については第2章で述べましたが、実施の際にはまず、「構造的臨床瞑想法」「非構造的臨床瞑想法」「半構造的臨床瞑想法」のどれを採用するかを決めておきます。

　次に、臨床瞑想法を行う際の具体的な流れについて確認しておきましょう。第3章で述べた「ゆるめる瞑想」「みつめる瞑想」「たかめる瞑想」「ゆだねる瞑想」の理解を前提に、臨床瞑想法を実施するための準備とその具体的な方法を説明します。

　セラピストが心得ておかねばならないことは次の5点です。

> **セラピストの心得**
> ❶ケアのニードに対する気づきをすること
> 　（臨床瞑想法が必要であるかどうかの確認）
> ❷セラピストが状況を改善する方法についての知識をもつこと
> 　（臨床瞑想法によって少なくともクライアントの心身に改善が期待されること）
> ❸セラピストが援助しようとする意思をもつこと
> 　（セラピストが明確な援助意識をもつこと）
> ❹実践方法を選択し、実施すること
> 　（4つのメソッドから選択する）
> ❺クライアントの変化は、ほかの人やほかの状況にとって好ましいものではなく、クライアントにとって好ましいものに基づくこと
> 　（指導者の自己満足に終わらないように、対象者のスピリチュアリティに焦点をあてること）

これらは、ケアやコミュニケーションの場面でどのように瞑想を展開していくべきか、セラピストの資質にかかわることでもありますから、日頃から心がけておくことが大切です。

　臨床瞑想法を実践しようとする対象（クライアント）のアセスメントでは、クライアントがどのような気持ちでいるのか、今の感情や意思はどうかなどを、主に聞き取りやアセスメントシートなどを使用して確認します。

　<u>臨床瞑想法を提供しようとする側には、クライアントの身体的・精神的なニードを把握し、スピリチュアルな局面を的確に観察する力が求められます</u>。さらには、臨床瞑想法を提供する側とされる側が対立的構造ではなく、互いに理解し、双方のスピリチュアリティに基点をおいた深いかかわりをもつことが重要です。

　臨床瞑想法をスピリチュアルケアの一環として行う場合は、「縁の関係性」を肯定的に受け入れ、クライアントのスピリチュアルな領域のニードや苦悩を全人格的に受容、把握し、注意深く、慎重に行うことを心がけてください。

　これらを踏まえて、「臨床瞑想法を実践する際の５つのステップ」を提示します。

> ❶インテーク（導入）：コミュニケーション、ニードに対する気づきと共通理解
> ❷セッション（瞑想）：方法の選択と適宜な実践活動
> ❸シェアリング（分かち合い）：気づきにつながる語り合い
> ❹インテグラル・サポート（援助の統合性）：幸福感、新たな心身の健康生成に対するサポート
> ❺セルフチェック（検証、評価）：セッション内容の振り返りと記録

　では、次項から臨床瞑想法における言葉かけやケア行動の一例を挙げてみましょう。場面としては半構造的臨床瞑想法を想定しています。

比較的健康な方を対象にする場合

　準備体操や姿勢を変えることに問題のない方たちを対象とするときの手順です。クライアントは、一人でも複数でも同様に進行することができます。

【インテーク；導入】
①笑顔で参加者のもとへ行く。
②ひと通り瞑想の意義や方法について説明する。
③「もしよければ、私と一緒に瞑想をやってみませんか？」と尋ね、瞑想に対する質問や疑問などがあれば丁寧に答える。
④「今、どんな気分ですか、ちょっと目を閉じて自分の心に聴いてみましょう」と現在の意識の内省を促す。ここで少し静かな音楽を使用してもよい。
⑤「では、これから瞑想に入ります。やりたくないときは、無理をしなくていいですよ」と、了解を得たうえで安全を保証する。
⑥体操などを適宜活用し、姿勢や呼吸の方法を教えて、瞑想に入る。
※CDプレイヤーなどを事前に準備することもある。瞑想のはじめと終わりに、チベッタンベル（ティンシャともいう。密教法具であり、「1／fゆらぎ」の心地よい波長をもつ）やシンギングボウル（棒で叩くことで音を奏でる楽器。癒しやリラックスの効果があるとされる）などを使用すると脳波に共鳴して瞑想に入りやすいが、音の反応では個人差があるので注意が必要。

【セッション；瞑想】
⑦ゆっくりと静かな口調で、瞑想の手順を伝える。
・クライアントにとって一番楽な姿勢を促し、仰臥位でも静座、安座（あぐらやくつろいだ座位）でもよいことを伝える。
⑧瞑想を行う。
・「軽く眼を閉じてください」
・「海、里山、花、風景など自分にとって気持ちが楽になるシーンをイメージしてみてください」「小さいときに遊んだ場所でもいいです」などとイメージを固定しない。

- 「口から大きく長く息を吐き、鼻から無理なくゆっくりと息を吸ってください」
- 「この呼吸を7回以上繰り返してみてください」または「心が落ち着くまで何度でもやってください」
- 「心の落ち着きを感じたら、あなた自身の自然な呼吸に戻してください」
- 「さあ瞑想に入りましょう」

※3分間以上行う。瞑想時間はクライアントと相談してあらかじめ決めておくのもよいし、後半で心地よい風景などのイメージを導入してもよい。常に本人の気持ちの健全性に配慮することが大事。

- （予定の時間になったら）「1回だけ大きく深呼吸してください」として瞑想をやめる。
- 「ゆっくり背伸びをしてください。手や足を動かして、身体の感覚を取り戻してください。首を回してみましょう。どこか身体の中で違和感をもつ部分はありませんか？」
- 「ハイ、これで瞑想を終わります」

【シェアリング；分かち合い】

⑨「瞑想が終わった今は、身体の感覚はどうですか？ どんな気分ですか？」とクライアントに尋ねて、セラピストがその気持ちに共感し、クライアントには、自分の気持ちや感覚を受容するよう促す。

⑩反応を聞いて、「今あなたは○○○という気持ちになっているのですね」と、その感覚や感想をペアやグループで共有したり、語り合ったりする。批判的にならないように注意すること。

【インテグラル・サポート；援助の統合性】

⑪最後に、全員が輪になって座る。セラピストは全員の顔が確実に見える位置に座ることが大事。顔を見て一人ひとりの発言に受け答えする。

⑫「瞑想中に何かを感じたり、気になったりしたことはありますか？」と尋ねて、その課題の意味や背景を一緒に考える。

⑬「今のあなたの気持ちは、自分を知っていくうえでとても重要なことですね。どうか、あなた自身がそのことについて今、言葉にした事実を大切にしてください」と伝える。

⑭「あなた（皆さん）と一緒に瞑想ができてよかったです。もし今後に気になることがあったら、いつでもご連絡ください」と伝え、瞑想セッションへの参加意思を称える言葉、姿勢、態度を示して、セッションの終了を宣言する。

【セルフチェック；検証、評価】
⑮控え室に戻って、セッションについて記録し、自己評価をする。
⑯機会があれば、スタッフと振り返りを行う。
⑰独善にならないように、実習後にスーパーバイザーのスーパービジョン（指導・助言）を受けることも有効である。

ベッド上で療養されている方などを対象にする場合

　病気などで身体を動かしにくい方や、寝たきりの方であっても、次のように進行することができます。

【インテーク；導入】
①笑顔で病室あるいはクライアントの希望する部屋に入る。
②「今、お身体の具合などで気になることはありませんか？」「少しお話ししていいですか」と了解を得る。
③「もしよければ、私と一緒に瞑想をやってみませんか？」と尋ね、瞑想に対する質問や疑問などがあれば丁寧に答える。
※クライアントが臥床したままでも瞑想ができることを伝える。
④クライアントのベッドサイドに椅子などを寄せて座る。
⑤部屋の空気（新鮮さ）、匂い、音などに配慮して、必要な処置をする。
※たとえば空気がよどんでいたら、クライアントの了解を得て、新鮮な外の空気を入れるなど、場を整える。
⑥音の有無や音楽についての希望を聞いて、必要であれば、瞑想に適したものを使用する。
※音に関してはp.72の注意事項に同じ。

【セッション；瞑想】

⑦ゆっくりと静かな口調で、瞑想の手順を伝える。
・クライアントにとって一番楽な姿勢を促し、仰臥位でもベッド上の静座、安座（あぐらやくつろいだ座位）でもよいことを伝える。
⑧瞑想を行う。
・「軽く眼を閉じてください」
・「海、里山、花、風景など自分にとって気持ちが楽になるシーンをイメージしてみてください」「小さいときに遊んだ場所でもいいです」などとイメージを固定しない。
・「口から大きく長く息を吐き、鼻から無理なくゆっくりと息を吸ってください」
・「この呼吸を7回以上繰り返してみてください」または「心が落ち着くまで何度でもやってください」
・「心の落ち着きを感じたら、あなた自身の自然な呼吸に戻してください」
・「さあ瞑想に入りましょう」
※時間配分に関してはp.73の注意事項に同じ。
・（予定の時間になったら）「1回だけ大きく深呼吸してください」として瞑想をやめる。
・「ゆっくり背伸びをしてください。手や足を動かして、身体の感覚を取り戻してください。首を回してみましょう。どこか身体の中で違和感をもつ部分はありませんか？」
・「ハイ、これで瞑想を終わります」

【シェアリング；分かち合い】

⑨「瞑想が終わった今は、身体の感覚はどうですか？　どんな気分ですか？」とクライアントに尋ねて、セラピストがその気持ちに共感し、クライアントには、自分の気持ちや感覚を受容するよう促す。
⑩反応を聞いて、「今あなたは○○○という気持ちになっているのですね」と、その感覚を共有したり、語り合ったりする。

【インテグラル・サポート；援助の統合性】

⑪「瞑想中に何かを感じたり、気になったりしたことはありますか？」と尋

ねて、その課題の意味や背景を一緒に考える。
⑫「今のあなたの気持ちは、自分を知っていくうえでとても重要なことですね。どうか、あなた自身がそのことについて今、言葉にした事実を大切にしてください」と伝える。
⑬「あなたと一緒に瞑想ができてよかったです。もし今後に気になることがあったら、いつでもご連絡ください」と伝えて、瞑想セッションへの参加意思を称える言葉、姿勢、態度を示して、セッションの終了を宣言する。

【セルフチェック；検証、評価】
⑭控え室に戻って、セッションについて記録し、自己評価をする。
⑮機会があれば、スタッフと振り返りを行う。
⑯独善にならないように、実習後にスーパーバイザーのスーパービジョン（指導・助言）を受けることも有効である。

*

　以上の手順はあくまでも例ですから、クライアントの状況に合わせて、適宜、工夫して行ってください。

　一方、在宅ケアでは、施設のように特定の部屋やベッド上ではなく、住み慣れた自宅の一室で瞑想を行うことになります。クライアントにとっては、瞑想をやりやすい反面、あまりにも日常的な場所であるだけに、瞑想によるスピリチュアルな時空を確保するのが難しい側面もあります。

　いずれにしても、臨床瞑想法がクライアントの総合的なスピリチュアルケアに役立つように、場所や時間、周囲の環境づくりに配慮して行うことが肝心です。

　また、在宅ケアの場合は家族が同席しやすい環境にあります。家族と一緒に瞑想を実施することは、介護で疲れている家族への支援としても有効です。

音や音楽を上手に取り入れる

　臨床瞑想法に音楽を取り入れるのも効果的です。環境音楽のような静かな音やナレーションCDを流すことで、瞑想の導入がスムーズになります。

私は音楽療法士の資格もあって、お寺や病院、現在は東北地方の被災地でも、音楽療法と瞑想療法を併用した実践を行っています。音楽は瞑想中のイメージを手助けし、回想する瞑想に役立ちますが、ゆるめる瞑想には特に効果的です。

　お寺には多くの鳴り物があり、飛騨千光寺での臨床瞑想法の研修では、チベッタンベルや鈴、シンギングボウル、小鐘、大鐘などいろいろ使っています。がん末期や慢性疾患の方々に、好みを聞いたうえで音楽を選択し、BGMのように音や音楽を流しながら臨床瞑想法を実践し、有意味な時間を提供した臨床事例があります。それらの一部は拙著を参照してください。

　音や音楽を活用することは、その人の内的な感情表現を高め、自信を感じさせたり、末期患者であれば心の中の疑いや怒り、恐れをなだめ、人生の最期に残された時間の生き方、死に方など、心の整理をする手段を与えたりする効果があります。

　瞑想の中で音楽を活用することは、スピリチュアリティの変容に大きな影響を与えます。「音楽イメージ誘導法」（Guided Imagery and Music；GIM）では、クライアントの好む音楽や心理的に有効な音楽を活用して、イメージを誘発もしくはガイドし、ポジティブな意識状態をつくり出します。

　つまり音楽を用いてスピリチュアリティを変容させ、苦痛の緩和や生き方の再構築を目指します。このセラピーも、トランスパーソナル心理学などに基づいて研究されてきたものです。したがって、セラピストは近代の心理学や心理療法を学んでいることが、実践への手助けともなります。

　瞑想では自己意識の洞察が行われますが、音楽を流すことでより早く深い境地に達することができるのです。

　瞑想時に音楽を活用する際には、次の３つの方法があります。

　①はじめから最後まで音楽をかける
　②導入部分だけ音楽を活用する
　③終了時のクールダウンにだけ音楽を活用する

　どれが自分のリードに有効か、相手もあることですからいろいろ試してみてください。音楽によって、感情が乱れることもありますから万能ではないことも知ってください。ちなみに、心が安らかになる音楽であれば、最初の呼吸法のところで流すのがおすすめです。スムーズに瞑想に入ることができます。

1　臨床瞑想法の実践　77

臨床瞑想法を実践するための重要ポイント

　療養中の方を対象に、臨床現場で瞑想を指導（リード）するうえでのポイントをまとめます。実践を深めるために、繰り返し確認してください。

＊

①臨床瞑想法を実施するときは、仰臥位のクライアントのベッドサイドに自分も腰を下ろし、説明を行います。瞑想が心を軽くする効果があることについて、十分に理解されるよう話し、同意を得ることが大切です。決して強制や圧力にならないようにご注意ください。

②入院施設で臨床瞑想法を実施するときは、まずクライアントが身体の不調や違和感がないかなどを確認してください。特に身体の痛みや違和感は意識の集中を妨げますので、期待する瞑想効果が得られない可能性があります。身体に関する不調和は、医療スタッフと相談し、疼痛コントロールのケアを施してから瞑想を導入してください。

③瞑想が禁忌（適用できない状態）とされるものとして、精神病、重症のうつ、急性錯乱状態、極度の不安、認知症などが含まれていますので、クライアントの症状を見極める慎重さは不可欠です。

④具体的な観察瞑想や洞察瞑想を行う際には、特に注意が必要です。クライアントの、普段は意識化していない心に関与していきますので、いろいろな感情や振れが生じてきます。それを受け止めるあなたであってほしいと思いますが、もし「私は受け止められない」と判断したら、専門家（スピリチュアルケアワーカーや心理カウンセラーなど）に応援を依頼し、決して一人で抱え込まないでください。ただ、クライアントの「今ここで解決したい」とか「今のこの心をわかってほしい」という時間的制約のある場合は、そこでいったん受け止めてみる経験も大事です。

⑤臨床瞑想法を実施する課程で、クライアント自身が心の奥に封印していた課題（コンプレックス、トラウマ、PTSDなど）が表出することがあります。それによって、一時的に興奮したり、感情失禁のような事態が起こるこ

ともあります。しかし、セラピストはそういう現象は当たり前と受け止めて、冷静な行動をとってください。つまり、大泣きするというようなときは、本人の了解を得て、そっと肩や背中に手をあて、幼児を撫でるように温かく接してください。多くは幼児期の分離不安や、過去の悲しい出来事が関係していることが多く、その方のグリーフケアにかかわることも少なくありません。

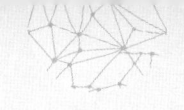

第5章

臨床瞑想法の実践例

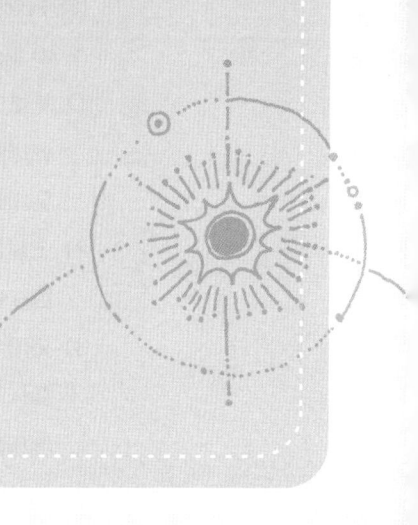

1 臨床瞑想法教育研究所について

　この章では、他者をリードして行う臨床瞑想法の実践例を紹介します。

　事例提供者は、2014年から臨床瞑想法教育研究所が主催して行った「臨床瞑想法指導者養成講習会」（基礎コース／上級コース／応用・指導コース）において、臨床瞑想法を修了した方々が中心となっています。

　講習会の基礎コースでは、「ゆるめる瞑想」と「みつめる瞑想」の理論および実践を、また上級コースでは「たかめる瞑想」と「ゆだねる瞑想」の理論および実践を、実習を通して学びます。さらに応用・指導コースでは、臨床瞑想法の指導法の理論を学んだのちに、研修生がクライアント役とセ

臨床瞑想法教育研究所

HP：http://senkouji.com

住所：〒506-2135　岐阜県高山市丹生川町下保1553 千光寺内

電話：090-8863-6190

メール：jimusyo@senkouji.com

◆研修概要

【臨床瞑想法指導者養成講習会の教育トレーニング】

※30単位で修了認定書授与

1) 基礎コース　10単位
　　臨床瞑想法の基礎理論（ゆるめる瞑想法、みつめる瞑想法）
　　臨床瞑想法の基礎実習（ゆるめる瞑想法、みつめる瞑想法）

2) 上級コース　10単位
　　臨床瞑想法の発展理論（たかめる瞑想法、ゆだねる瞑想法）

3) 応用・指導コース　10単位
　　臨床瞑想法指導法の理論
　　臨床瞑想法指導法の実習（集団指導法、個人指導法）

ラピスト役に分かれ、瞑想をリードすることをロールプレイなどを用いて実習します。これは個人を対象にしたセッションと集団・グループを対象にしたセッションの2本立てになっています。したがって、本書での実践例は、個人とグループを対象としたものが記載されています。

　これらをお読みいただくことによって、臨床あるいは対人援助の現場で臨床瞑想法が有用であることをご理解いただけると思います。

＊

　臨床瞑想法教育研究所では、東京、名古屋、神戸、京都などで基礎コースの研修を展開しています。また上級コースは、飛騨千光寺での合宿型や神戸クリニックなどでの通所型もあります。応用・指導コースは、基本的に飛騨千光寺の自由な心の道場などで展開しています。

　詳しい情報は、臨床瞑想法教育研究所のホームページをご覧ください。

臨床瞑想法教育研究所で使用している記録用紙のフォーマットは、同研究所のホームページで公開しています。本書で紹介している事例の構成は、本フォーマットに基づいています。

事例 1

ゆるめる瞑想

緩和ケア認定看護師が勉強会に臨床瞑想法を取り入れた事例

セラピスト
斎藤 明子
緩和ケア認定看護師

クライアント
病院看護師
（16人）

▶ **場所の設定**
・院内小会議室

▶ **セッションの導入・展開**
・就業後の院内緩和ケア勉強会（17：30〜18：30、全7回）の最終章で実施。
・「今日の主役は皆さんです。これからの時間は自分のために使います」とインテークしてから開始。

▶ **使用器具など**
・CD（瞑想音楽）、チベッタンベル、アロマ（ラベンダー）

▶ **セッションの流れ**
(1) 講義「ケアする人のケア」（15分間）
・講義形式で、「自利利他のこころ」について紹介。
(2) アクティビティ1：「心のタンク」（15分間）
・個人ワークとして、自分を知ること、どうすれば心が満たされチャージされるかを考えてもらう。
(3) アクティビティ2：「臨床瞑想法：ゆるめる瞑想」（30分間）
・インテーク（3分間）…瞑想の姿勢、進行、途中退席時の注意、雑念への対処を説明。
・セッション（20分間）…集団瞑想を行う。
・振り返り（5分間）…瞑想を通して感じた自分を振り返る。

臨床瞑想法実施前のクライアントの状態（言葉や態度など）

仕事終わりの時間で、参加者の表情には疲れの色が見えました。一方、「瞑想体験をしてみたい」と興味津々で参加している人もいました。

臨床瞑想法実施後のクライアントの状態（言葉や態度など）

参加者に対してアンケートを行ったところ、自由回答欄で下記のような記述がありました。

・自分を見つめ直す時間になりました。
・自分のことを自分でケアする方法を知ることができました。
・いかに普段から身体に力が入っているのかわかりました。
・自分を感じることができました。
・自分の感情を嫌悪せず受け入れたいと思いました。
・多忙でなかなか自分自身のケアに目を向けることができなかったので、よい気づきになりました。
・瞑想は今までにない感覚でした。
・仕事終わりに瞑想して、疲れや緊張をとってから帰宅できるとよいと思いました。
・看護師も癒されていいんだなと思いました。
・リラックスして心のタンクを満たしていきたい。そうすれば患者さんにも、もっと優しく対応できそうです。

セラピストの感想

今回のセッションは、「ケアを担う私たちこそケアされるべき大切な存在。まずは自分を大切にして心の声を聴こう。そして自分自身を癒し、エネルギーを充電しよう。自分を大切にすることは他者を大切にし、癒すことにつながる」というメッセージを込めて企画しました。それまでの勉強会のように、何かを吸収したり考えたり覚えたりということはしません。自分が解放される時間、癒される時間、自分が主役の時間です。参加者のほとんどが初めての瞑想体験だったため、瞑想単独ではなく、講義の中のアクティビティとして構成しました。

【インテーク】

場所は小会議室、参加者はパイプ椅子に座った状態での実践だったので、

まずは自分が一番リラックスできる場所や風景を想起し、その場の空気や温度を体感するようにイメージしてもらうことを意識しました。室内にはアロマの香りを漂わせました。仕事用の携帯電話を持っている参加者には、音に対する配慮を促すとともに、途中で呼ばれたときのため、瞑想の終わらせ方についてもあらかじめオリエンテーションをしました。そのほか、「瞑想中の雑念は、ありのままの自分として受け止めてさらっと流していきましょう」と伝えました。

【セッション】

はじめから終わりまでの流れを白板に掲示し、瞑想音楽のCDを流しながら、照明を落として深呼吸をしました。マインドフルネス（今、ここにいる自分、深呼吸している私に注目すること）を意識するよう伝え、ゆるめる瞑想を開始。瞑想の最後はチベッタンベルを使って誘導し、再び深呼吸で終えました。

【振り返り】

椅子に座った状態で行ったので、「ゆるめる」ことに限界はあったかもしれませんが、アンケート結果にあるように、参加者は緊張から解放された感覚を味わったり、自分自身を感じたり、さらには、「看護師も癒されていいんだ」と感じられるようになったりと、各々、何かしら得るものがあったようです。今後、それぞれが、仕事の合間に3分でも5分でも、「ちょっと瞑想してくる」、そう言って気軽に、自分のために深呼吸する時間を意識的につくれるようになったらいいなと思いました。

from therapist

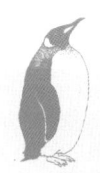

自分を癒し高めることが、次のケアにつながる

　私は事例の当時、緩和ケアチームの専従看護師として、院内職員と連携して緩和ケアを行っていました。病院で働く看護師は、常に命と向き合うことで緊張しながら過ごしています。自分を含め、ケアすることに一生懸命で、気づかないうちに無理をし、心と身体を疲弊させてしまうことが日常的。勤務開始から終了までノンストップで走り続け、ふと気がついたら心が枯渇し、エネルギー切れ……ということを体験している方は多いのではないでしょうか。

　私と瞑想の出会いは2013年、第21回日本ホスピス・在宅ケア研究会で、大下大圓住職の「ケアする人のためのスピリチュアルプログラム」ワークショップに参加したときに遡ります。このときに「ゆるめる瞑想」体験をし、心と身体の安寧を実感したので、飛騨千光寺で宿泊型研修があると聞くや、思わず大圓さんの元に駆け寄ってしまったのです。

　当時の私は、緩和ケア認定看護師教育課程を修了後、日々の実践の中でとても疲弊していたのだと思います。そんな中で研修に参加し、臨床瞑想法の全課程（ゆるめる、みつめる、たかめる、ゆだねる）を通して、抱えているすべてのものをいったん手放し、自分自身と向き合うことができました。飛騨高山の大自然と触れ合い、本当の自分の声を聴き、私自身が癒され、心が軽くなり、高められていく体験をしました。そしてその結果、私は、24年間勤めた病院を退職し、本当に自分がやりたかった在宅ホスピスケアの道を今、歩み始めています。後押しをしてくれたのは瞑想を通して対話した自分自身であり、これが私の望む生き方だと確信したのです。それ以降、私にとって瞑想は、自分で自分を癒すだけでなく、自分を見つめ、高める手段となっています。そしてこれを、私と同じように日々現場で頑張っている仲間に伝えたいという思いがどんどん膨らみつつあります。

　臨床瞑想法実践時に私が大切にしていることは、「利他のこころ」「相手の力を信じて待つこと」「呼吸を合わせること」です。看護師が行う心のケアのツールは私たち自身です。自分を癒し、高めることが、よりよいケアにつながります。患者のため、家族のため、同僚のためにと日々多忙に頑張っている皆さんこそ、どうか自分を大切にしてください。ケアに携わる私たちも、唯一無二の癒されるべき存在なのです。ぜひ、一緒に瞑想しましょう。

事例 2

ゆるめる瞑想

長期にわたり心理面接の場で臨床瞑想法を実施した事例

セラピスト
兼久　満
糸満晴明病院臨床心理士

クライアント
不安障害・薬物依存症で治療中の
60歳代女性

◆ 場所の設定
- 精神科開放病棟に入院中の患者の自室にて。
- ベッドにセラピストとクライアントが横に並んで腰かけた。

◆ セッションの導入・展開
- 行いやすい実践を心がけ、座法は自由とした。
- 5分間の練習からスタートして徐々に時間を延ばしていき、最終的には15分間の瞑想ができるようになることを目指した。

◆ 使用器具など
- ストップウォッチ

◆ セッションの流れ
○第1段階：臨床瞑想法の説明と練習
- 臨床瞑想法がどのようなものか説明し、簡略化して練習。

○第2段階：ゆるめる瞑想の実践
- 呼吸に注意を向けた5分間の瞑想を練習。

○第3段階：瞑想前の深い呼吸法を含めた実践①
- 慣れてきた頃に、深い呼吸法を導入して、徐々に時間を延ばしながら実践。

○第4段階：瞑想前の深い呼吸法を含めた実践②
- 瞑想前の深い呼吸法を導入して15分間の瞑想を実践。

※セッションは毎回20分間程度。
※第1段階から第4段階まで、4ヵ月間で41回実施。

臨床瞑想法実施前のクライアントの状態（言葉や態度など）

クライアントは、自身の身体的な変化に過敏に反応し、少しでも調子が悪いとすぐに薬を要求していました。ときには声を震わせて泣きながら要求することもありました。

臨床瞑想法の導入を外来で試みましたが、瞑想の効果に疑問をもっていたため、あまり家での練習は行っていない様子でした。歯科を受診した際にはスタッフの言葉に過敏に反応しており、スタッフも彼女への声かけには慎重でした。

臨床瞑想法実施後のクライアントの状態（言葉や態度など）

徐々に落ち着きが見られるようになり、薬を要求するときにもしつこさが消え、泣いたり乱れたりすることもなくなりました。看護師が薬を出すのを断っても、穏やかに応じ、また、歯科においては以前のように言葉に過敏に反応することがなくなって、スタッフも話しかけやすくなっていきました。心理面接の場面でも、薬を要求することはなくなっていきました。

セラピストの感想

外来では思考にとらわれて瞑想をすることができなかったので、入院を機にしっかり身につけてもらうことにしました。導入初期には可能な限り毎日お会いして、一緒に練習しました。頭で考えてばかりのクライアントにとって、理屈抜きに実践を行うことがいかに大切かを学ばせてもらった事例です。

印象的なのは、周囲の評価はよくなったのに、クライアント自身にはその自覚がないことでした。

from therapist

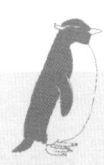

セラピストにもクライアントにも役立つ技法

　私は心や宗教、哲学の世界に関心をもつ、ちょっと変わった子どもでした。中学高校時代から生きる意味について悩むようになり、やがて心理学と出会いました。学生時代には貪るように心理学関連の本を読みあさりました。今でも心理学は私の心の支えとなっています。心理学を生業とし、かつ、私のように悩みを抱える人々の役にも立てる仕事がしたいと考え、臨床心理士の道を選びました。

　私の方針である「自分にもクライアントにも役立つ技法」を求め歩き、臨床瞑想法に出会いました。クライアントが瞑想を通して成長する姿に、私も励まされています。瞑想の際、今でも研修で滞在した岐阜の美しい自然の風景が蘇ります。

＊

　事例のクライアントは60歳代女性で、家族は息子が2人。以前はギャンブルや暴言のひどい夫と同居をしており、喧嘩の絶えない生活でした。40歳代後半から腹痛やめまい、ほてりなどの症状を訴え、頭痛薬や総合感冒薬を乱用し始めました。ある医師から心療内科受診をすすめられ治療を開始。診断名は全般性不安障害で、薬物乱用も続いていたことから、後に薬物依存の診断も加わることになりました。

　治療は継続していたものの症状は改善せず、身体的な不調や不安があるときには鎮痛剤を乱用していました。その後、がんを発症し、手術は成功しましたが、担当医から薬物依存の治療を受けるようにすすめられ、私の勤務する病院へ通院することになりました。

　心理面接の開始当初は夫に関する相談が中心でしたが、やがて勤務先の対人関係の悩みやストレス、そして、身体症状や不安が強くなると薬がほしくなることを話すようになり、ときには泣きながら薬を出してほしいと訴えました。離婚をし、一人暮らしを始めた後、不安と焦燥感が強くなり、開放病棟へ入院となりました。入院中は、看護師に強く薬を求める様子が記録されています。病棟内での面接でも、不安感から、薬をもらえないかと私に訴えることが時折ありました。やがて症状が軽快して退院となり、その後は再び外来で心理面接を継続しました。

　面接では、研修で学んだばかりの臨床瞑想法を導入し、一緒に練習をしました。しかし、どうも瞑想を頭で理解をしようとして質問ばかりをし、実践をしてもしっくりくるものがありませんでした。自宅で練習している様子もなく、私も繰り返し

効果と施行法について説明するのですが、いつの間にか間違った施行法に変わってしまい、正しく覚えることができませんでした。

1年ほど経過した頃、再び不安感と焦燥感が強くなり、再入院となりました。私はこの入院を、しっかりと瞑想を身につけて生活習慣化する機会にしようと考え、導入の初期には可能な限り毎日一緒に練習をするようにしました。1日20分程度の面接時間とし、瞑想時間は最初5分間、慣れてくるにつれ15分間できるようになることを目標としました。

覚えやすくするためになるべく複雑化せず、導入前の軽い運動は除外しました。そして、吸う息と吐く息に意識を向けさせて、呼吸に合わせて「私は息を吸っている」「私は息を吐いている」と心の中でつぶやいてもらいました。最初はしっくりこなかったのですが、やがて穏やかな表情が見られるようになりました。

少し慣れた頃に瞑想前の深い呼吸法を導入し、それから呼吸に意識を向ける瞑想を行うようにしました。瞑想時間を少しずつ延ばしながら面接回数は徐々に減らし、一人でも毎日練習を行うようになった時点で、面接は週1回に切り替えました。最終的には深い呼吸法の後に15分間の瞑想ができるようになり、これを毎日、午前と午後に実践するようになりました。

経過を見ると、臨床瞑想法導入後は、体調変化の際に薬を求めたとしても執拗さがなくなりました。時折、がん再発の不安を訴えることもありましたが、導入後はその訴えもあまり聞かれなくなりました。印象的なのは、周囲からは症状がよくなったという評価があるのに、本人にはその自覚があまりないことでした。しかし、瞑想後の表情を見るとリラックスしているのがわかり、臨床瞑想法でいう「ゆるめる瞑想」になっていたのではないかと思います。現在でも体調のちょっとした変化へのとらわれはまだ残っており、この点が今後の課題となると考えています。

しかし、臨床瞑想法の導入により、不安や動揺を来しやすいクライアントに心理的安定がもたらされたのは大きな成果であり、これからは以前よりも落ち着いた人生を生きていくことができるのではないかと考えています。

瞑想が身体の免疫力を高めることはすでに知られていますが、クライアントのがん再発への不安や、身体面で免疫力を高めることへの効果も期待しております。この原稿を書いている現在まで、再発の報告はありません。

事例 3

福祉施設の職員が同僚と臨床瞑想法を行った事例

ゆるめる瞑想

セラピスト
日置 洵子
あさひデイサービスセンター
生活相談員

クライアント
福祉施設職員
（4人）

▶ **場所の設定**
- デイサービスセンター（以下、デイ）のフロアで、自分が落ち着ける場所を選択して着座してもらう。
- セラピストは4人のクライアントが見える位置で着座する。

▶ **セッションの導入・展開**
- 日々のケアをもっとよいものにしたいということ、また、それぞれに抱えている課題を解決するきっかけとなることを目指して、職員に声をかけた。

▶ **使用器具など**
- CD「The Garden」（リラクセーションミュージック）
- CD「飛騨からの伝言（3）希望の瞑想」（大下大圓）

▶ **セッションの流れ**
○ゆるめる瞑想（60分間）
- リラクセーションミュージックを聴きながら瞑想法の概要を説明し、CD「希望の瞑想」の流れに従って各自ゆるめる瞑想を実践。

▶ **臨床瞑想法実施前のクライアントの状態（言葉や態度など）**
　デイの看護職・介護職の3人は瞑想初体験で、「どのようなことをするのだろう」という思いだったそうです。もう一人は瞑想体験者で、毎日実施しているとのことでした。

臨床瞑想法実施後のクライアントの状態（言葉や態度など）

4人からの感想は下記のとおりです。

- デイ看護師（女性・30歳代・既婚）：2人の子どもがいて日常において自分だけの時間がなく、瞑想に参加した。最初は、身体の部分をゆるめていくというのがぎこちなかったが、だんだんできるようになり、瞑想が終わったときには身体がサッパリした。
- デイ介護士（男性・20歳代・既婚）：リラックスしたいと思い、参加した。瞑想が始まって、時間が過ぎていくに従いリラックスし、清々しい気持ちになった。
- デイ介護士（女性・50歳代・既婚）：自分自身の中で解決できないことがあり、精神的につらい。家庭においても、自分がつらい思いを表出することによって、夫に迷惑をかけてしまうのではないかと遠慮する思いが強い。日常の環境で吐き出す場所がない。ゆるめる瞑想は難しかったが、寝転んで行えば力が抜けるかもしれないと思った。
- 介護老人保健施設の介護士長（男性・40歳代・既婚）：瞑想は、2年前から毎日行っている。夜中に目が覚めたときに40分ほど行うこともあるが、その日に仕事に行っても眠気をもよおすことはない。体調がよくなった（体調を崩すことがなくなった）し、物事を冷静に受け止められるようになった。

セラピストの感想

いつもはにぎやかな場所であるデイのフロアで、瞑想を行うのはいかがなものかと当初は思われました。しかし、4人という少ない人数で、広いフロアを使って静かな時間を過ごすことができ、非常によかったと思いました。参加者の年代もさまざまでしたが、瞑想後にシェアリングを行ったとき、瞑想が初めてだった人たちからも、「さっぱりした」「リラックス」「清々しい」等の言葉を聞くことができました。また、「今後も瞑想を行う機会があれば参加したい」という言葉も聞かれ、今回、「ゆるめる瞑想」を開催したのは意義のあることだったと実感しています。

from therapist

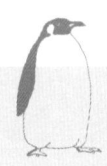

職種や年代を超えて心を整える効果がある

　私は介護老人保健施設の介護支援専門員およびグループホームとデイサービスセンターの責任者を経て定年を迎え、その後もデイサービスセンターの生活相談員として勤務し、入職から20年目を迎えています。かかわらせていただいた方が600人近く亡くなられ、いろいろな方、いろいろなご家族の方と出会ってきました。

　以前は保育士をしており、そこから高齢者関係の仕事に変わりましたので、当初は、この年齢のギャップに戸惑うこともありました。しかし、残された時間が少ない方々とかかわらせていただくのだからと、今日1日を大事に、1日のうち1回でも笑っていただけるように努めようと決意しました。そのために自分は何をしたらよいのかを考え、音楽療法をはじめ、いろいろな学びの場に参加し、実践しています。

　死にゆく人に寄り添い、その家族に寄り添うためには、スピリチュアルケアの学びも大事なことでした。また、今後かかわることがあるかもしれないと考え、認知症の方、身寄りのない方の成年後見人の研修も受けており、近々登録する予定です。

　今回の事例では、初めて瞑想を体験する職員が3人いたため、BGMにリラクセーションミュージックを流しながら概要を説明し、導入では大下大圓氏の「希望の瞑想」のCDを使用しました。自分自身も初心者の頃は「ゆるめる瞑想」の方法がわからなかったのですが、そのCDで確認し覚え、実施できたからです。

　高齢者施設の仕事には、介護福祉士、看護師、理学療法士、社会福祉士、ケアマネジャーと、いろいろな職種がかかわっています。勤務体制もさまざまで、早番・遅番・日勤等の交代制、また、グループホーム等では夜勤もあります。年齢層も、20歳代から60歳代までと幅があります。施設を利用される高齢者の方にも、脳血管障害の方、後遺症が残り片麻痺のある方、パーキンソン病の方、認知症の方など、いろいろな疾患の方がいます。

　認知症の方には、マンツーマンでかかわらなければならないこともあります。たとえば、帰宅願望がある方には寄り添って、一緒に外出し、行動することもあります。「この方は認知症だ」と頭では理解していても、気持ちがついていかないこともあるのですが、そのようなときには、周りの職員が察して、交代して対応します。

　今回、「ゆるめる瞑想」に参加した職員は、年齢層も職種もさまざまで、「顔は知っ

ているけれど、お互いの環境については知らない」という関係でした。瞑想のシェアリングのときに改めて自己紹介したことで、それぞれの立場が理解できたと思います。

　悩みなんて何もなさそうに見える人でも、内面には重い悩みを抱えていることもあります。初めて瞑想を経験した3人が、20歳代、30歳代、50歳代と年代がバラバラであるにもかかわらず、共通して、「自分だけの時間がない」「リラックスしたい」などの思いをもっていたことは驚きでした。それぞれの立場で、それぞれの環境の中で、落ち着けない自分がいると感じているのです。

　それとは対照的に、瞑想歴2年の介護士長は、毎日瞑想を実践することによって、体調や精神面で、自分自身に変化が生じたことを実感しており、彼の口からは決して「自分だけの時間がない」から「瞑想はできない」という言葉は聞かれませんでした。そして、初めて「ゆるめる瞑想」を体験した職員らに対し、仕事中でも深呼吸を行うことで心を落ち着かせることはできると話していました。今後もこのような機会があったら参加したいという声が聞かれたことからも、仕事をする前に心を整える大切さを実感しました。

　私はこれからも、音楽療法士としてスピリチュアルケアの重要性を発信していきたいと考えています。自分を見つめ直す機会となる瞑想は、一人で、また世界各地を訪ねるツアーにも参加しながら、今後も深めていきたいと思います。

事例 4

ゆるめる瞑想

自宅療養中の信徒に対し僧侶が臨床瞑想法を実践した事例

セラピスト
成井 阿里
真言宗仙光院副住職、
スピリチュアルケアワーカー

クライアント
転倒により足を骨折し、
ほぼ寝たきりの80歳代女性

▶ **場所の設定**
- クライアントは自室にて、ベッドに横臥したまま瞑想を行った。
- セラピストは、寝室の中が見えないように配慮し、寝室の外の廊下の陰から声かけを行った。
- 寝室の照明をいくつか消して、薄暗い状態とした。

▶ **セッションの導入・展開**
- 気持ちを楽にして落ち着くことができる臨床瞑想法があるとお話しし、提案したところ、興味を示されて実践の許可をいただいたので、ゆるめる瞑想を実践した。

▶ **使用器具など**
- 許可を得て仏壇のお鈴（りん）をお借りし、瞑想の誘導音として使わせていただいた。

▶ **セッションの流れ**

○ゆるめる瞑想（30分間）

- 導入として、呼吸を少しずつ深くゆるやかにすることに時間をかけた。吐く息に乗せて全身の力を抜くことを意識していただき、その後、ゆるめる瞑想に入った。瞑想から感想のシェアリングまで、ご家族にも同席していただき、実施した。

臨床瞑想法実施前のクライアントの状態（言葉や態度など）

　　クライアントは80歳代の気丈な女性です。不意の転倒により足を骨折したことで、1～2カ月ほど、ほぼ寝たきりの生活です。娘さんやお孫さんなど、ご家族が生活上の介護をしておられます。骨折した足以外は健康であるため、「家族の助けを必要としている自分が恥ずかしい」「家族に申し訳ない」とおっしゃっていました。ご家族にお話を伺ったところ、情緒不安になって周囲につらくあたることが何回かあり、そのことでかえって自己嫌悪を強めているようであるとのことでした。

　　お彼岸の仏壇参りで伺ったのですが、仏壇にお参りした後にクライアントに挨拶できないかと伝言をお願いしたところ、「無礼は承知のうえだが、寝たきりの生活が続いており、身の周りをきれいにできていないため会いたくない」とお断りされました。気丈な女性であることを慮り、寝室の中を見ないことを条件に、少しでもお話しできないかと提案したところ、許可をいただけましたので、部屋の外からかかわりを始めました。

臨床瞑想法実施後のクライアントの状態（言葉や態度など）

　　クライアントは、「瞑想と最初に聞いたときは、座禅のように姿勢を正し、足が痺れても我慢するというイメージがあったが、それとは違って、とてもゆったりとした時間を過ごすことができた」「肩の力が抜け、落ち着いた気持ちになれた」とおっしゃっていました。

　　瞑想から感想のシェアリングまでご家族にも同席していただいて、一緒に行いました。全員が瞑想後の落ち着いた雰囲気の中で感想を話し合い、そして今の気持ちを共有したことで、介護する／される関係をそれぞれが見つめ直すことができたようでした。クライアントは、介護してくれることに対するご家族へ感謝の気持ちを話しておられました。

セラピストの感想

　　私は男性であり、女性に対してどこまで踏み込んでよいかわからない不安がありました。姿を見ないことを条件にしつつも、かかわりを許していただけたのは、普段からの信頼関係があったからだと考えておりますが、逆にクライアントの負担になりかねない行為でもありました。クライアントとの信頼関係については、常に意識する必要があると感じております。

from therapist

スピリチュアルな悩みに寄り添う手段として

　私は高野山真言宗仙光院というお寺の僧侶です。この現代社会では、人と人とのつながりが希薄になってきております。人は、他者とのつながりを通して自己の存在理由や生命の価値を見出すものですが、つながりが希薄な現代社会では、それが困難になりつつあります。自身のスピリチュアリティにかかわる悩みとは、とても個人的なものであり、だからこそほかの誰かには打ち明けづらく、そして本当に切実な悩みとなります。

　私は宗教者として、そういった苦悩に対する一助ができればと考えております。しかし、私はまだ30代前半の若輩者です。僧侶となってからもまだ数年しか経っておりません。人々のスピリチュアルな悩みに寄り添うには、まだまだ経験不足であると痛感しております。

　そんな私にも人の苦悩を楽にできる方法があればとスピリチュアルケアを学び、その縁から大下大圓師が提唱されている臨床瞑想法を勉強させていただきました。瞑想法には、人の心を落ち着かせる作用があり、スピリチュアルな悩みに寄り添う際にとても有効な手段であると、実践を通して体感しております。

　本事例のクライアントはお寺の信徒で、お彼岸に仏壇参りをさせていただいたときのかかわりです。実践記録にも記しましたが、お会いする機会を一度断られております。寝たきりの生活が続き、身の周りのことができていない、そんな自分を見られたくないという気持ちは、女性であることを考慮すると容易に想像がつくことです。しかし、今回はそこからさらに一歩、相手のパーソナルな空間に踏み込んだ事例です。ですので、部屋に立ち入らないことや、ご家族に部屋に入っていただくなどの配慮をしましたが、それでも私にとってはとても不安を感じる踏み込みでした。相手が固辞しているパーソナルな空間に足を踏み込むということはクライアントの負担になりますし、そもそもクライアントとの信頼関係自体を壊すことにもなりかねない行為でもあるからです。セラピストは、クライアントとの関係性を常に意識することが重要です。信頼関係を構築するためには、ときとして一歩踏み込む必要もあるかもしれませんが、それは慎重に熟慮した一歩であるべきだと考えます。

　そのような経緯もあり、今回の事例では、クライアントがリラックスして瞑想に入れる環境づくりを特に意識しました。部屋には立ち入らないこと、ご家族にも同

席していただいたこと、仏壇のお鈴をお借りして瞑想の誘導音としたこと、部屋を暗くしていただいたことなどです。瞑想には、クライアントが落ち着くことのできる環境づくりがとても大切です。今回のような構造化されていない（p.29参照）事例の場合には、その場に合わせた環境づくりが、クライアントの瞑想を少しでも深めることにもつながります。

　また、これは当初意図していなかったことでしたが、クライアントとご家族がともに瞑想することでよい影響がありました。瞑想後の落ち着いた気持ちでシェアリングをすることで、介護する側／される側という立場を客観的に省みることができ、それぞれの感情を共有し、認め合うことができたのです。ご家族の関係性の向上につながった事例でした。

　私は、自分自身が瞑想を実践することにおいても「ゆるめる」ということを特に大事にしています。身体をゆるめることが十分にできないと、瞑想に深く入ることは決してできないということを痛感しているためです。呼吸に合わせてゆったりと身体をゆるめること。そこに瞑想の基本があり、そこから始まるものであると考えます。

　クライアントに臨床瞑想法を実践するときにも同じことが言えます。まず一番に意識することは、クライアントがリラックスできる環境づくり、そして安心してゆるめていくことのできる瞑想への誘い。そのことを丁寧に意識し実践していくことが、少しでもクライアントが癒されることへとつながっていくのだと考えます。

事例 5

ゆるめる瞑想

心身のバランスがとれない思春期に臨床瞑想法を活用した事例

セラピスト	クライアント
大下 真海 飛騨千光寺副住職、臨床心理士	高校2年生の男子

▶ **場所の設定**
- 千光寺本堂外陣(げじん)の間。
- 内陣の前に、クライアントとセラピストが向かい合って着座。

▶ **セッションの導入・展開**
- 導入として、ゆるめる瞑想により、いらいらや不安の気持ちを落ち着かせる効果が期待できることを紹介。
- ゆるめる瞑想で一定の効果が得られたとの感想を受けて、集中力を高める阿字観へ展開。

▶ **使用器具など**
- 阿字観本尊、打ち鳴らし（小鐘）、座具（円座）、線香。

▶ **セッションの流れ**
（1）カウンセリング（30分間）
- 主訴の傾聴およびアセスメント後に、具体的な方法として、臨床瞑想法がどのようなものか説明し、簡略化して練習。

（2）臨床瞑想法の説明（15分間）
- ゆるめる瞑想と、集中力を養う「阿字観」の説明。

（3）「ゆるめる瞑想」の実践（15分間）
- 呼吸と心身の緩和を目的として実施。

（4）「阿字観瞑想」の実践（40分間）
- 阿字に集中することを目的として実施。

(5) 瞑想の感想や相互交流（シェアリング、10分間）
・瞑想前と後での気持ちの変化や、自分への問いかけ。

▶ **臨床瞑想法実施前のクライアントの状態（言葉や態度など）**

　　クライアントは、高校2年生の男子。最初のカウンセリングで、「親から大学受験に関して厳しく言われているが、わけもなくいらいらしたり、いろいろなことが不安になったりすることが増えた」「なかなか寝付けない」など、心身のバランスがうまくとれないといったことを傾聴しました。加えて、自分でも、受験に向けて集中力を養いたいと希望していました。

▶ **臨床瞑想法実施後のクライアントの状態（言葉や態度など）**

　　クライアントは、「最初のゆるめる瞑想によって、心身が緩和され、気持ちがとても楽になった。その後の阿字をみつめる瞑想では、はじめはうまく焦点化できなかったが、時間が経つにつれ、阿字の本体に集中できるようになった。ゆるめる瞑想が気持ちよく、ゆるめることでうまく集中できるようになった。阿字の本体はあまり好きな対象ではなかったが、物事に集中するきっかけがつかめそうになった」と述懐していました。

▶ **セラピストの感想**

　　クライアントは、はじめのカウンセリングでは、お寺に来ることや瞑想について懐疑的でした。両親が千光寺のことをよく知っていて、彼ら自身も瞑想を行った経験があり、すすめられて来たということでした。

　　本堂の薄暗いところで、はじめは落ち着かない様子でしたが、カウンセリングによって気持ちがほぐれ、特に「ゆるめる瞑想」の後では、香の香りが漂う中での瞑想が気に入り、阿字観瞑想にもすんなりと入っていったようにみえました。高校生のような若い世代に瞑想を活用するのは難しいと感じていましたが、案外素直に受け入れられたので、よかったと思いました。

from therapist

思春期世代にも気持ちを落ち着かせる効果あり

　飛騨千光寺での臨床瞑想法研修は、大圓住職が長年の研究から開発した、臨床で活用可能な瞑想法です。私も現在、学びの途中です。内容は充実していますが、学ぶべきことが多く、悪戦苦闘しています。

　実際の活動の中では、長期的、継続的なカウンセリングは行っておりません。したがって、数回あるいは数時間のかかわりの中で、変化や問題解決につなげるきっかけをつくる必要があります。現在は、短時間または少ない回数である程度効果が得られる方法として、瞑想の実践を試みているところですが、将来的には、生活習慣の中に位置づけられるように、長期的なかかわりや指導を行っていくことも検討しています。

　お寺で行っている援助の方法には、瞑想や八十八箇所霊場巡礼、写経、読経などがあります。こうした従来の仏教的行動療法の中で、特に瞑想は、「臨床瞑想法」のほか、「マインドフルネス瞑想法」をはじめ、「認知行動療法」への応用も行われており、カウンセリングと並行することで健全思考に移行する手助けになります。その基本は呼吸を整えることです。仏教的には「心身一如」といわれるように、心と身体の働きは密接につながり合っています。感情や気分の変調に対する身体面からのアプローチとして、呼吸という身体の働きを調節することで心の平衡を取り戻すと考えます。

　瞑想においては、自分の中でニュートラルな心境を確立することが大事です。目の前の出来事への考え方や気持ちは、変えようとしてもなかなかうまくいくものではありません。そこで、最初に「ゆるめる瞑想」を行って十分に心身の緩和を経験すると、内的な変化が起こりやすくなります。そして、自分自身のネガティブな感情や思いも、単に否定するのではなく、受容できるようになるという状況が生じると考えます。変化に寛容になった状況では、客観的な視点に身を置き、「みつめる瞑想」によって、自分をあるがままにみつめることができるようになります。結果的に自分の日常に行動変容が起こって初めて成功したといえますが、まずは個人の内面的変容が大切であり、瞑想はその一翼を担っているのだと思います。

　また、カウンセリングの場面に限定せず、日常的あるいは定期的な習慣として瞑想を取り入れていくことは、内面的変容を一過性のもので終わらせず、その後の生

活や生き方にもつなげていくために有効であると思います。日常生活の中に瞑想を位置づけるには、方法や目的を見つめ直すために、少なくとも数回の定期的な練習や経験を重ねる必要があります。なぜなら、自己流が過ぎると、心身の状態によっては効果がなかったり、かえって悩みや不安を強めてしまったりすることもあるからです。そうならないために、最初のうちはカウンセリングや指導者が近くにいる状況で行い、その後も定期的な振り返りを繰り返しながら、日常生活への定着を図ることが望ましいと思います。

　今回の高校生の事例でも、思春期特有の、心身の均衡がとれにくい時期にありながら、ゆるめる瞑想によって気持ちが落ち着いたことで、より深い集中瞑想へとつながったと考えられます。今後、彼の生活に瞑想が定着していくよう、継続してかかわっていく必要性を感じました。

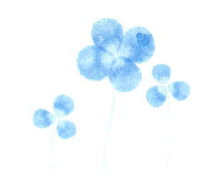

事例 6

ゆるめる瞑想

妊娠を喜べない女性を支えるため助産師が臨床瞑想法を行った事例

セラピスト
佐藤 弘子
ひろっこ母乳と育児の相談室
代表

クライアント
妊娠36週の初産婦

▶ 場所の設定
- 母乳育児相談室内で、クライアントには絨毯の上に横臥してもらった。
- セラピストは、そばのソファに着座。

▶ セッションの導入・展開
- 自律訓練法（p.107参照）と、分娩時の呼吸法の練習後に、承諾を得て、みつめる瞑想、ゆるめる瞑想を行った。

▶ 使用器具など
- チベッタンベル、草場一壽氏の陶彩画

▶ セッションの流れ

(1) みつめる瞑想（10分間）
- 呼吸を整え、草場一壽氏の陶彩画（蓮の花の中で観音様が小さな玉を持っている絵）を見てもらう。
- 「蓮は胎児を育てる子宮、玉は胎児で、その玉を抱いている観音様はあなたの胎児に対する愛、胎児を守り育んでいる」というイメージを浮かべながら、みつめる瞑想を実施。

(2) ゆるめる瞑想（30分間）
- みつめる瞑想の後、横臥位になり、身体各所をリラックスさせながら、ゆるめる瞑想を実施。

臨床瞑想法実施前のクライアントの状態（言葉や態度など）

　　クライアントは、妊娠がわかってからの入籍で、姑（夫の両親は離婚協議中で、別居状態）との同居による環境の変化で、妊娠を喜ぶより、姑の態度や行動についていけないとの悩みが心を占めていました。彼女は、幼いときからほかの人には見えないものが見え、それを話すと、いじめられたり無視されたりすることがあって、孤独で死にたいと思ったことが何度もあったと言います。妊娠してからは何も見えなくなりましたが、姑が入信している宗教を受け入れることができず、お腹の赤ちゃんを拝んだりする行為が嫌でたまらなかったようです。そのストレスに耐えきれず、最近、夫と二人暮らしを始めました。分娩時の呼吸法や自律訓練法の練習を行ったところ、呼吸は過呼吸気味で、身体は緊張傾向にありました。

臨床瞑想法実施後のクライアントの状態（言葉や態度など）

　　クライアントは、「赤い光がぽおっと出て、光っていた。形も何もわからない、まだ会っていない赤ちゃんと通じ合えていると感じた。お腹がだんだん温かくなって、赤ちゃんといっぱいお話しできた。鈴の音が気持ちよくて、助産師さんの『大丈夫だよ、安心していいよ』という声が頭に響くように感じた。頭がすっきりして、妊娠してからはあれこれ考えて不安がいっぱいでずっと緊張していたけれど、この子を産んでもいいんだと思った」と話され、終了後は笑顔になりました。

セラピストの感想

　　妊婦さんを対象とした臨床瞑想は初めてでしたが、クライアントとは5年以上の交流があり、彼女の姉の母乳育児ケアをしたこともあって、ラポール形成ができていました。それ以上に、私が助産師であることを心強く思い、信頼してくれていると感じました。悩みを話しているときは表情も険しく、瞑想導入時は集中できずに苦笑してしまうこともありました。しかし、ある瞬間から瞑想状態に入っているとわかりました。「胎児と対話できた」という感想を聞いて、それまでは妊娠を喜べない状態であったのが自己肯定感に変わったことが感じられ、臨床瞑想法を実践してよかったと思いました。

from therapist

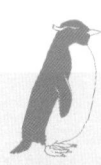

自分自身の心の軌道修正や気づきにつながる

　妊娠、出産、母乳哺育は、女性にとって無上の喜びですが、同時に苦しみや痛みを伴うものでもあり、母として、人間として成長してゆく道ともいえます。私は、卒乳までの母乳哺育の過程で悩むお母さんと赤ちゃんや家族を支え、ケアする、母乳育児相談室を開業している助産師です。

　秋田県看護協会に勤務していた頃、スピリチュアルケアの研修会にお招きしたことが、大下大圓先生との出会いでした。その次の年、日本ホスピス・在宅ケア研究会in高山に参加し、先生が住職をされている飛騨千光寺に参拝しました。本堂に初めて入ったとき、外は雨でした。雨音に包まれて、母の子宮に入ったかのような安心感をおぼえました。その後、飛騨千光寺で妊婦さんが瞑想をしている映像を観る機会があり、「妊婦さんへの瞑想を、私も実践できないものか」と思い続けていました。

　スピリチュアルケアに関心をもった私は、各種の養成講習会を修了し、認定スピリチュアルケアワーカーの資格を取得しました。その学びの過程で、スピリチュアルペインは終末期だけではなく生老病死のすべてにあると感じるようになり、「生まれる子ども、母と父、家族の関係性や絆」を、スピリチュアルな視点からもとらえて、ケアすることができるようになったと思います。

　念願だった臨床瞑想法も学びました。助産師である私にとって、研修会場の飛騨千光寺は、「いのち育む再生の場」＝「母親の胎内」のように感じました。ゆるめる・みつめる・たかめる・ゆだねる瞑想の研修を重ねていくうちに、私自身が抱えていた課題を解放することができました。臨床瞑想法は、自分自身の心の軌道修正や気づきにつながると確信しました。

　この事例のクライアントは、妊娠、入籍、新生活という慌ただしい時間の流れの中で、妊娠したことを素直に喜べていない状態だったと思われました。導入時に、蓮の花の中で観音様が小さな玉を抱いている絵を見てもらってから、みつめる瞑想を行ったことで、次のゆるめる瞑想では、身体の緊張がしだいにほぐれ、それまではできなかった胎児との会話や、出産しても大丈夫という安心感、胎児との絆、自己肯定感が生まれたようです。彼女はその後、男児を出産し、母乳で育てています。夫がそばにいてくれて、子どもをいとおしく感じながら生活できることは幸せだと

話されていました。

　2015年、飛騨千光寺で開催された「臨床瞑想法指導者養成講習会：応用・指導コース」に修了生として参加しました。グループセッションで私が、「お母さんの子宮に戻るような気持ちで」と誘導した瞑想では、特に男性が、「胎児になって守られているという安心感でリラックスできた」と感想を述べてくれました。そこで、私の所属する助産師会の研修会でも、同様の誘導を行いながら、ゆるめる瞑想、そして仏像を前にしてみつめる瞑想を実施したところ、「お腹が温かくなった」「身体がなくなってしまうような感覚をおぼえた」「身体が軽くなった」「気持ちが安らいだ」という感想をいただきました。臨床瞑想法は、ケアする人々自身が行うことによって自らを癒すことにもつながり、離職やバーンアウト予防にもなる可能性があるのではないかと期待しています。

※「自律訓練法」は、ラマーズ法などの教育の一環として、妊婦に対して行う場合があります。陣痛が始まると身体全体が緊張するので、陣痛が来たら、逆に身体をゆるめるようにして無駄な緊張を避け、呼吸に集中して、陣痛の痛みを緩和させるためです。当相談室では、まず、右手を握り緊張させ、他の部分はリラックスして緊張しないようにします。それを、右手、左手、右足、左足、右半身、左半身の順に行う練習を取り入れています。

事例 7

みつめる瞑想

看護管理者がデスカンファレンスで臨床瞑想法を活用した事例

セラピスト
越山 智子
東京大学医学部附属病院
看護師長

クライアント
病棟看護師
（10人）

▶ **場所の設定**
・病棟カンファレンスルームにて、椅子を円形に並べた。

▶ **セッションの導入・展開**
・デスカンファレンスに先立って、瞑想を行うこととした。
・瞑想について簡単な説明をし、参加者の瞑想経験の有無を確認した後、瞑想時の姿勢や呼吸法について紹介した。

▶ **セッションの流れ**

（1）デスカンファレンスの目的説明（5分間）
・「当病棟で亡くなったAさんについて、最期までの経過を振り返るとともに、自分が感じた思いを分かち合いましょう」
・「デスカンファレンスは医療者が行う別れの儀式であり、グリーフケアの場でもあるということを共通の理解とします」

（2）姿勢と呼吸法の説明（5分間）

（3）みつめる瞑想（5分間）
・「自分がAさんにしてきたケアやかかわりを思い出しましょう。そして冥福を祈りましょう」

（4）デスカンファレンス（45分間）
・担当看護師から経過の説明をした後、全員に、一人ずつ自由に話をしてもらった。

108　第5章：臨床瞑想法の実践例

臨床瞑想法実施前のクライアントの状態（言葉や態度など）

　参加した看護師は、主任（30歳代）、副師長（40歳代）、8年目看護師1人、4年目看護師1人、3年目看護師3人、2年目看護師2人、1年目看護師1人で、デスカンファレンスが初めてという人は3人でした。瞑想が初めてというのもこの3人でした。デスカンファレンス対象患者を担当していたのは、瞑想もデスカンファレンスも初めてという2年目看護師で、プレゼンテーションを前に「緊張します」と話していました。

臨床瞑想法実施後のクライアントの状態（言葉や態度など）

　担当看護師は、普段のカンファレンスと同様に、落ち着いて経過の説明をすることができました。その後は参加者から自発的に発言があり、カンファレンスはスムーズに進行していきました。

　「不安でたまらないと話す奥さんをもっと支えてあげられたらよかった」「もっと奥さんと医師が話せるような時間をつくれたらよかった」と、自分のかかわりが十分ではなかったのではないかという意見、「自身の状態がよくない中、家族や看護師にとても気を遣う方だった」という患者の人柄を偲ぶ意見、「チームの看護師は、合間によく家族に声をかけていたと思う」とチームメンバーをねぎらう意見、「担当看護師のあなたは、患者さんととてもよい関係を築けていた。あなたにしか話していないようなこともあったのではないか」「孫の入学式に行きたいという、Aさんの思いを表出してもらうことができていた」と担当看護師をねぎらう意見が出されました。

　担当看護師は、「Aさんが急変してICUで亡くなったと聞いたときは、泣きたいのに泣くこともできませんでした。でも、デスカンファレンスを開いてもらって、みんなと話すことができて、ようやく気持ちの整理ができました。本当にありがとうございました」と泣きながら話してくれました。

セラピストの感想

　手術日で忙しい日勤後のカンファレンスでしたが、瞑想を行うことによって、参加者のモードが「動」から「静」に切り替わったように思います。私自身もまた、瞑想をリードしながらも、自分の気持ちが落ち着いていくのを実感しました。瞑想中は、参加者全員の心が亡くなったAさんに向かって一つになっていく、かけがえのない時間に思えました。私自身の介入

も不十分に感じられた事例でしたが、それぞれの勤務帯の中で担当看護師やチームの看護師ができる限りのことをしていたことがわかり、安心することができました。何より、担当看護師の心を楽にすることができ、今回のデスカンファレンスの目標は達成されたと思いました。

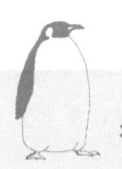

from therapist

看護師の倫理観を高く保ち患者の尊厳を高める

　私は大学病院で看護師長を務めています。事例の当時勤務していたのは、稼働率95％、在院日数約15日、年間手術件数約340件という、とても多忙な病棟でした。毎月60〜80人の患者が退院していきますが、その中で死亡退院は年間3〜4例にすぎません。スタッフの平均年齢は27歳と若く、人の死を身近に体験したことがあるスタッフは少ないという現状がありました。「死は怖い」という新人看護師もいました。

　患者の状態が悪化し、死亡退院となってしまったとき、受け持った看護師たちは「自分は十分な看護ができたのだろうか」「ほかにもっとよい方法があったのではないか」というように反省点ばかりが浮かび、自己不全感を抱きやすいのです。よって、亡くなった患者へのケアを振り返るデスカンファレンスでは、そのようなスタッフの思いを表出させ、共有し、お互いにかかわりを承認し合うようにしています。入院してからの経過や看取りの場面で、先輩はどのような思いでどんなケアをしたのか、経験の浅いスタッフは貴重な学びを得る場となっています。

　私が最初に瞑想を体験したのは、出身地にある飛騨千光寺の瞑想堂でした。そこで住職の大下大圓さんから、「ゆるめる瞑想」「みつめる瞑想」を教えていただきました。

　瞑想後、患者とのかかわりでつらかったことと、瞑想後の気づきを聴いていただきました。それでずいぶん気持ちが楽になったことを覚えています。それは、普段はケアする側である自分がケアされた体験でした。瞑想の後、気持ちがすっきりと

し、気分のモードが変わったことも新鮮でした。それから3年経ちますが、自身の心の安定のために、毎朝欠かさず瞑想を続けています。

　臨床にも瞑想を取り入れられないかと考え、デスカンファレンスで行えばよいのではないかと思いつきました。カンファレンス推進に協力的なスタッフが多いため、瞑想を取り入れたデスカンファレンスの受け入れは良好で、スムーズに企画進行することができました。

　デスカンファレンスのときには、椅子を円形に並べ、全員の顔が見えるようにします。瞑想を始める前に軽いストレッチをすることもあります。仕事中は前傾姿勢になることが多いので、背伸びをしたり、上半身を反らしたり、首や肩を軽く回したりして身体をほぐしてから座ってもらいます。瞑想の導入では、「心を静めて患者さんのことを思いましょう。患者さんに行ったケアを思い出しましょう。そして冥福を祈りましょう」と語りかけて始めます。瞑想にかける時間はスタッフの様子を見ながら決めていますが、看護師だけの場合は7分ほど行います。医師や他部門のスタッフと合同のときには、「黙祷をささげましょう。故人の冥福を祈りましょう」として1〜2分にしています。

　スタッフに聞くと、「瞑想により、とても静かな気持ちになれた」「忘れていた患者さんの表情や言葉が思い出された」「瞑想とデスカンファレンスで1人の患者さんを思い、かかわったスタッフ一人ひとりを賞賛することで、患者さんの死が尊いものになると思った」と話してくれました。何回か瞑想とデスカンファレンスに参加し、自分の担当患者の看取りを経験した2年目スタッフは、「患者さんが亡くなることに対する恐怖心がなくなった」といいます。

　瞑想を行ってからのカンファレンスは、事例発表やフロア会議と比較して、集中度が高いように感じられます。スタッフ同士が承認し合うことで、チーム力が高まることも期待されます。終了後は皆すっきりとした表情になっており、満足度も高いようです。デスカンファレンスに瞑想を取り入れ、丁寧に振り返りを行うことで、患者をケアする看護師の倫理観を高く保ち、患者の尊厳を高めることに役立っていると思うのです。

事例 8

みつめる瞑想

心身に強い緊張を抱える入院患者に臨床瞑想法を活用した事例

セラピスト
渡邊 理江
岐阜県立多治見病院
病棟看護師

クライアント
除細動型ペースメーカーを挿入中の
40歳代女性患者

★ **場所の設定**（1回目）
- 総合病院の病室（個室）で、景色が見える窓に向けて設置した椅子に着座していただいた。
- セラピストはその横に斜め45度くらいで着座した。

★ **セッションの流れ**（1回目）

（1）呼吸法（20分間）
- まず呼吸法について説明し、息を軽く吐く、深く吐く、吐き切ったら楽に鼻から吸う、これを何度か練習。入院時より呼吸が浅く、常に前かがみの姿勢をとっていたため、背中や腹に手を添えて、呼吸のリズムを整えることから開始。
- 吐く息と一緒に「痛みや不安を一緒に吐き出すイメージ」と、吐き切った後の大きな呼吸で得た酸素を「不快な症状がある場所に行き渡らせるようなイメージ」をもっていただくよう、説明。
- しっかり息を吐いた後、胸郭が大きく動く深呼吸ができるようになった。

（2）ゆるめる瞑想（10分間）
- 椅子の上で半跏坐の状態となり、全身の力を徐々に抜いて瞑想に入った。

◆ **場所の設定**（2回目）※1回目の5日後
- 就寝1時間前に、柔らかい間接照明の光にして、ベッド上に仰臥位になっていただいた。
- セラピストはベッドサイドの椅子に着座した。

◆ **使用器具など**（2回目）
- あらかじめ、いくつか提案をした中から本人に曲を選んでいただき、床頭台に置いたiPadで音楽を流した。
- セッションの間は関連曲（作曲家Imee Ooiの曲）をずっと流した。

◆ **セッションの流れ**（2回目）
（1）ゆるめる瞑想（10分間）
（2）みつめる瞑想（15分間）
（3）シェアリング：分かち合い（20分間）
- クライアントは前回の瞑想以来、毎日、呼吸法を実施していた。身体が楽になっていることを実感していたので、続きの瞑想を提案したところ、やりたいとの希望があり、実施となった。
- 2回目はベッド上で仰臥位になっていただき、時間をかけてしっかりとゆるめる瞑想を行った。
- その後、検温のときに気がかりであると言われていた「自分の存在価値」について、みつめる瞑想に入った。

◆ **臨床瞑想法実施前のクライアントの状態（言葉や態度など）**

　クライアントは、拡張型心筋症に起因する致死的不整脈のため、6年前に除細動型ペースメーカーを挿入しました。ずっと作動なく経過していましたが、ここ2カ月の間に頻回に作動しており、意識下で起こる作動への恐怖を抱えながら過ごされていました。今回は、電池交換と設定の見直しのための入院でした。

　作動のための入院のほか、うっ血性心不全など1年に1～3回のペースで入退院を繰り返す自分のことを、「家族にとって迷惑ばかりかけて存在価値がない」と思い込んでおり、「母として妻として、せめて家事だけでもやろうと思っても、身体を起こすと作動しそうで怖い」「ずっと胃の辺りに何か

がつかえて気持ち悪い。ご飯がおいしく食べられない」と表情も固く、前かがみの姿勢で過ごされていました。

傾聴すると、「親より先に逝けない。面倒をみてやりたいのに怖くて動けない」「娘が結婚して子どもが生まれるのが楽しみだけれど、それまで私は生きているのか」「一人で留守番しているときも、いつ作動してもボタンひとつで誰かにすぐ連絡できるように、携帯電話を片時も離せない。緊張して生きている」と話されていました。

★ 臨床瞑想法実施後のクライアントの状態（言葉や態度など）

1回目は、前かがみになり浅い呼吸で過ごしているクライアントのつらい思いを傾聴したうえで、「この不安を身体の外に吐き出すつもりで、息を吐き出しましょう」と説明しました。繰り返すうちに、「何だか頭がすっきりしてきた。むかむかしたものが楽になってきた」と、笑顔で胸をさするしぐさをされました。言葉がけで頭の先から順に力を抜いてもらうと、穏やかな表情と呼吸で瞑想に入っていきました。「頭と胃の辺りがすっきりして気持ちいい」と繰り返されました。

2回目は、退院間近の就寝前の時間に行いました。ゆるめる瞑想にすっと入られ、あらかじめ伝えておいたテーマ「自分の存在価値」について、「生まれた意味」「父母にとっての娘」「夫にとっての妻」「娘にとっての母」のキーワードをもとに声をかけました。途中、何度も涙を流されていましたが、表情は穏やかでした。足の先から頭の先までゆっくりと力を戻してきて、呼吸を整えて開眼してもらいました。開口一番、「ありがとう。感謝の思いであふれています」と言われて終わりました。

瞑想後のシェアリングでは、「病気ばかりの自分」に対する劣等感が強く、「多くを望んではいけない、我慢をしなければいけないと自分を縛っていた」と話されました。また、みつめる瞑想によって「大切にしてもらっていること」に気づき、「支えてくれる人に感謝の気持ちで接したい。これから先どうなるのか不安はあるけれど、恐怖に支配されるのはもったいないと気づいたので、諦めていた楽しいことを考えていこうと思いました」と話されました。

さらに、「呼吸法を教えてもらって、本当に久しぶりに肺が広がっていく

感覚があった。最初に教えてもらった日から毎日続けていたら、ご飯がおいしく食べられるようになったし、便秘が解消された。身体も冷えなくなった。呼吸法や瞑想を知らずに家に帰っていたら、また悪いことばかりを考える自分がいたと思う。感謝します。家でもやってみます」と笑顔で話してくださいました。

★ セラピストの感想

　「胸を張ると体内にある除細動器が作動してしまう」というイメージによる恐怖から前かがみの姿勢をとることとなり、そのために十分な呼吸ができていなかったことの影響がこんなに出ていたのかと、本人の感想を聞いて、その変化に驚かされました。ペースメーカーの電池交換や設定の見直しによる安心感もあったと思われますが、体調の変化における呼吸の大切さを実感し、毎日実践して自信をもたれたその笑顔に、「呼吸法」の効果を改めて学ばせていただいた思いでいます。

　2回目の瞑想では、1回目とは違い、音楽の効果もあって心地よい景色や風をイメージでき、久しぶりに深いリラックスを体験できたと話されていました。照明、静かな環境、心地よい音楽など、「瞑想に入りやすい環境づくり」がとても大事であることも、改めて学びました。恐怖や自己否定にとらわれていた人が、呼吸と瞑想の力により、こんなに変化することができ、家でもやってみようという気持ちになっていただけたことに、セラピストとしても感動を分かち合えて感謝の思いでいっぱいとなりました。

from therapist

瞑想のアプローチで患者との信頼関係を築く

　私は、地域の中核病院の急性期病棟で勤務している看護師です。スピリチュアルケアに興味をもち勉強を始めたのは、20年ほど前に、母と2人きりで父を在宅で看取った経験からです。

　ホスピスという言葉がようやく使われ始めたばかりの頃で、在宅診療・訪問看護もほとんどない時代でした。駆け出しの看護師だった当時の私は、抗がん剤漬けになり苦しんで亡くなっていく患者さんを目の前にして、違和感を抱きつつも日々の業務に追われるばかりでした。

　父は、大腸がんのため大学病院で治療を続けていましたが、多発転移となり、積極的な治療は望めなくなって、自宅療養を選びました。知人の医師に往診を頼み、自宅でのんびりと穏やかに日々を過ごす姿と、ギリギリまで生き切ったうえでの「死」のありように、私は感動しました。そして私も母も「十分お世話して送り出した」という感覚がありました。

　看護師として、患者さんとご家族に「生き切って」「穏やかな」最期を迎えるお手伝いができるよう、今も実践しながら勉強中です。19年前の学会で大下大圓さんの「四十九日体験セミナー」の発表を聞いて衝撃をおぼえ、飛騨千光寺での研修に参加しました。看護観とともに、死生観・いのちについて、大圓さんやご縁をいただいた方を通して深めることができました。ほかにも傾聴や対人援助の研修を受けてきましたが、大圓さんが体系づくられた「臨床瞑想法」を改めて学んだとき、「これこそ臨床で実践したいケアだ」と思いました。

　今回の事例のように、改まって「瞑想」の時間と環境を調整することは、日々の看護の中では難しいことではあります。しかし、瞑想において重要であり、その最初のステップとなる呼吸法だけでも実践することによって、効果が得られます。心臓の手術の前後、呼吸困難感に意欲をなくした人、ALSで声が出せなくなり自分の思いを表出することを諦めた人など、いろいろな人に、まずは呼吸法からアプローチしてみると、「またやってね」「あれから続けているよ。落ち着くことができるようになったよ」などの反応をいただき、その延長でゆるめる瞑想へとつなげることもできるようになってきました。10分程度のゆるめる瞑想でも、呼吸法をしっかり行った後でリラックスできていれば、「頭がすっきりした」「手足が温かくなった」

「気持ちがリセットできた」などの反応や、「夜に自分でもやってみたらよく眠れた」など、何かしら効果を持続することができる人もあり、こちらが感動することもあります。

　今回の事例の方は、致死的不整脈を抱え、体内に埋め込んだ除細動器の作動が意識下で繰り返し起きたことへの恐怖から、強いネガティブな思いに押しつぶされそうになっていました。訪室したときにその言動からSOSをキャッチし、まずは姿勢を正して十分な酸素を取り入れてほしいと思ったため、このケアを提案しました。「呼吸にネガティブな感情を乗せて身体から追い出しましょう」と話し、おへそを見るように身体を曲げて息を吐き出すことに集中してもらうと、息を吐き切ったら自然にしっかり吸って胸郭を動かし、上体を起こせていました。あんなに胸を反らすのを怖がっていたのに、気持ちよさそうに上体を起こせるようになっています。そのことを伝えると、「え？　あ、本当だ、何ともないです。びっくりです」と、本人が驚かれていました。体中に酸素がみなぎっていく感覚はすぐに体感できたようで、「気持ちいい」と何度も言われ、呼吸の力に私も感動しました。

　2回目の瞑想の前には、呼吸法を行って体調はよくなってきたけれど、「退院したらまた、自分で自由に外出もできないから引きこもりの生活だわ」「心臓に欠陥のある病弱な存在だから、我慢しないと」という言葉も聞かれました。しかし、みつめる瞑想終了後のシェアリングでは、「大切な人たちから愛されていることが伝わり、感謝の思いでいっぱいになった」と語られ、「これから何がしたいのですか」と聞くと、「将来の夢をもって生きたい」「孫が生まれるのを楽しみにしたり、私だからできることを探すわ」と笑顔で話されました。

　十分な呼吸とリラックスした状態での瞑想には、心も柔らかくする効果があること、呼吸を整えるところからアプローチすることで信頼関係も構築され、瞑想へのステップアップの道はつくりやすいと感じています。また、ゆるめる瞑想は短時間で行っても「すっきりした」などの効果がありました。「リラックスする」「集中できる」環境をしっかり準備することで瞑想は深まり、何かしらクライアントに「きっかけ」をつくることになるとも感じています。

事例 9

みつめる瞑想

死に対する不安が強い患者に緩和ケア医が臨床瞑想法を行った事例

セラピスト
梶山　徹
関西電力病院緩和医療科
医師

クライアント
予後が月単位と予測される
胃がん末期の60歳代男性

▶ **場所の設定**
・個室病室にて、クライアントにはベッドに上向きに横臥してもらった。
・セラピストはベッドサイドの椅子に着座した。

▶ **セッションの導入・展開**（1回目）
・臨床瞑想法の概要を説明したところ、興味を示されたので、施行の了解を得たうえで、ゆるめる瞑想を行った。

▶ **セッションの流れ**（1回目）
〇ゆるめる瞑想（50分間）
・自分にとって心地よい風景を思い浮かべてもらった後、呼吸を整え、全身の力を順次抜いてもらって、瞑想に入った。

▶ **セッションの流れ**（2回目）※1回目の4日後
〇ゆるめる瞑想（30分間）、みつめる瞑想（10分間）
・1回目と同じゆるめる瞑想の後、「自分は何のために生まれてきたのか」というテーマでみつめる瞑想を行った。

▶ **臨床瞑想法実施前のクライアントの状態（言葉や態度など）**
　　予後が短めの月単位と予測される胃がん末期の患者で、胸椎転移に伴う脊髄圧迫のために不全対麻痺がありました。死に対する不安が強く、身の置き所のない倦怠感があり、不眠傾向で睡眠薬や抗うつ薬、抗不安薬を常用されています。

「夜、一人のときに目が覚めたら怖いんや……、わぁーっと大声で叫びたくなってしまう。何とも言えんようなしんどさがあってなぁ……。窓が開いてたら、飛び降りてしまいたくなる。今までの人生で、そんなに悪いことはしてへんと思うねんけどなぁ……。もう明日死ぬかもしれん……、死んだことないからよぉわからんけど……。夜が来るのが怖いぃ、看護師さん、（モニターをつけて）俺のことずっと見といてくれへんか」などと、医師や看護師に話されていました。

臨床瞑想法実施後のクライアントの状態（言葉や態度など）

1回目のゆるめる瞑想で、仰臥しながら目をつぶり、頭の先から順に足の先まで力を抜いてもらった時点で、大きないびきをかいて寝入ってしまわれました。起床後には「いつもは寝たくても全然眠られへんのに……、瞑想って気持ちえぇなぁ……」との言葉がありました。

2回目のみつめる瞑想では、閉眼しているものの体動が激しく、10分程度で自ら瞑想を解かれました。「いやぁ〜先生、難しいぃ。生まれてから今まで、こんなこと考えたこともなかったので、頭の中がゴチャゴチャになってしもたゎー」と感想を話されていました。

瞑想後のシェアリングでは、自分の半生を振り返ってもらいましたが、「人を喜ばせることが、自分の生き甲斐だったと思う」と語られました。「今、一番大切な人を喜ばせてあげるとすれば、何がしたいですか」と問いかけると、しばらく考えた後「いろいろ苦労をかけた女房を、瞑想中に思い浮かべた安芸の宮島に連れて行ってやりたい」と話されました。

セラピストの感想

1回目のゆるめる瞑想では、高度の不眠を訴えて睡眠薬を常用していたクライアントが、開始後数分で文字どおり爆睡されました。常時、精神的な緊張の続いていた方ですが、瞑想施行後には心地よいリラックス感があると話されていました。2回目のみつめる瞑想では、自分の人生の意味をテーマに内省してもらいましたが、このようなことを考えたのは生まれて初めてだと言われ、一人ではなかなか考えがまとまりませんでした。みつめる瞑想の後にセラピストと瞑想内容のシェアリングを行うことによって、今の自分にとって一番大切なものは何かをしっかりと自覚されたようでした。

from therapist

援助者が一歩踏み込むための支えとなる

　私は、大阪府内のがん診療連携拠点病院に勤務しています。自施設内に緩和ケア病棟はなく、緩和医療科の患者の診療のほか、介入型の緩和ケアチームとして他科のがん患者にも全人的ケアを行っています。当院の緩和ケアチームには、身体症状や精神症状、社会的苦痛の緩和に関しての専門職が常勤しているのですが、スピリチュアルケアワーカーがいないので、真の全人的ケアを行うためにも自分で修得したいと考えていました。

　大下大圓先生との出会いは、大阪で行われたスピリチュアルケアの勉強会でした。高野山真言宗の高僧でありながらとても気さくな先生で、明解な理論に基づいたスピリチュアルケアの実践的指導のみならず、個人的な相談にも乗っていただいております。先生から高野山大学の別科スピリチュアルケアコースを紹介されて、その講義の中で「臨床瞑想法」を勉強させていただきました。理論だけではなく、飛騨千光寺の大自然の中でも瞑想を体験させてもらいながら、「これは臨床現場で使える」と確信して、自分の患者に実践した1例目が提示事例です。

　クライアントは事業で成功を収められた方でしたが、迫り来る死への恐怖から、大量の向精神薬を常用されていました。スピリチュアルケアとしては、クライアントのナラティヴを引き出しながら傾聴を心がけていたのですが、彼自身は、いらいらが募ってはつい薬に頼ってしばしの休息を得るものの、不安の解消には至らず、希望を抱くこともできない状況でした。最初はゆるめる瞑想を行ったのですが、あれほど不眠に苦しんでいた方が、ものの数分で深い眠りに落ちてしまったことに驚きました。施行後に感想を聴いてみたところ、薬では得られない深い安眠と、目覚めた後の爽快感があると話され、すっかり瞑想を気に入られた様子でした。

　2回目には、みつめる瞑想を行って自分の人生の意義を内省していただいたのですが、自分一人では考えがまとまらないと言われました。そこで、瞑想内容をシェアリングしながらライフレビューを一緒に行ったところ、「人を喜ばせることが、自分の生き甲斐」と語られました。そこで、「今、ここ」に話題を戻し、「自分の今一番大切な人を喜ばせる方法」を考えていただきましたが、「苦労をかけた妻」が自分にとっての一番大切な人であり、ゆるめる瞑想中に思い浮かべた「安芸の宮島に妻と一緒に行きたい」という希望を語られました。

スピリチュアルケアは、苦悩者に寄り添いながら相手の語りを傾聴し、「この人は、私のことをわかろうとしてくれている」と苦悩者に感じてもらうことが基本となります。苦悩者との信頼関係が確立されれば、援助者が一歩踏み込むこと（「受け身の踏み込み」や「偉大なるお節介」と呼ばれているものです）もあるのですが、この踏み込みに際して「臨床瞑想法」は、大きな威力を発揮するのではないかと感じています。

　私自身は、幼少時よりお仏飯を毎朝仏壇に供えることを日課としてきました。この際に両手を合わせて仏様と対話させてもらっている時間が、「みつめる瞑想」や「ゆだねる瞑想」になっているようです。自分の希望を叶えるために、「この部分は自分で努力し、別の部分は人に頼りますので、人の力を超えた部分をよろしくお願いします」と祈っているのですが、そうやって希望の実現に向けた課題を整理することで、実現の可能性が高まるように思います。

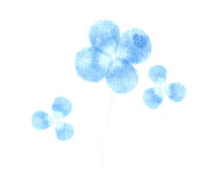

事例 10

みつめる瞑想

放射線治療外来において臨床瞑想法を活用した事例

セラピスト
奥野 芳茂
芦屋放射線治療クリニックのぞみ 診療部長

クライアント
頭頸部悪性リンパ腫の40歳代女性

▶ 場所の設定
- 外来診察室にて対面。
- 同席者はセラピスト、クライアント、看護師。

▶ セッションの導入・展開
- 放射線治療の初診、治療期間中の診察、治療終了後の経過観察の診察の際に実施。

▶ セッションの流れ

○初診（放射線治療について説明）
- 前回他院で説明されたときは、はじめから治療を受けることを拒否していたが、今回はこの施設に入った瞬間、安心したのか、涙が出そうになったとのこと。

○放射線治療2回目（治療に対するイメージについて）
- 1回目で症状は軽減。無理に前向きになろうとするのではなく、自分らしい、自然なイメージをもつようアドバイスした。

○放射線治療6回目（治療開始後の変化について）
- 「病気になって、幼少期にはわからなかった親の愛情など、いろいろなことに気づくことができた」と話す。

○放射線治療17回目
- 「親戚に初めて病気のことを話したら激昂された。それを機に強い痛みが戻ってきた」との訴えがあり、不安や恐怖から症状がつくられるというこ

とを改めて気づかせてくれた。
・傷を癒すためにはエネルギーが必要。エネルギーを貯める＝漏れるのを止める＋積極的に取り入れることを説明し、まずは呼吸法を指導した。
○放射線治療終了1カ月後
・上唇の辺りに腫瘍が残っているのを感じるとのことだったので、その組織が何と言っているか聴いてみるよう誘導。

★ 臨床瞑想法実施前のクライアントの状態（言葉や態度など）

クライアントは、他院で化学療法中の、頭頸部悪性リンパ腫の患者さんでした。その病院で放射線治療の副作用について説明を聴き、これを拒否。知人からの推薦で、当施設に治療の相談を目的に来院しました。病気に対する不安や恐怖に加えて、なぜ自分がこのような病気になるのかという根源的な問いを抱えて混乱した状態でした。放射線治療に関しても、「怖い」「つらい」など、否定的なイメージをおもちでした。

★ 臨床瞑想法実施後のクライアントの状態（言葉や態度など）

まずは呼吸法によるリラクセーションから入りました。治療中の診察を通して、生育歴、特に父親との関係を振り返りながら、多くの気づき――当時の自分にはわからなかったが、父親に深く愛されていたこと、ご両親はご両親なりにベストを尽くされていたこと――が得られて、半生の振り返りから過去の出来事の意味づけを再構築することができました。当時の傷ついていたご自身の感情を再体験して、それを解放、昇華していきました。心配されていた副作用も非常に軽く、無事完遂することができました。

経過観察中、上唇の辺りに何かが残っている感じがするという訴えがありました。そこで、その症状を通して、あなたの身体はあなたに何を伝えたいのか、身体からのメッセージを聴いてみるようにと伝えたところ、「みつめる瞑想」を通してその問いに取り組み、次の受診日にその結果を教えてくださいました。この病気が見つかるきっかけになったときに、医師にちゃんと自分の思いを伝えられなかった、自分の身体の訴えを代弁してやれなかったという想いが出てきたとのことでした。そう気づくことができ、感情を外に表せて以降、違和感は消失しているそうです。

▶ **セラピストの感想**

　放射線治療では、数週間にわたり、ほぼ毎日通院していただきますので、医療提供者側にしてみれば、非常に介入しやすい時期といえます。この方も瞑想的アプローチを通して、ご自身の半生を振り返りながら、多くの気づきを得て、ご自身の力で変化を起こし、成長していく姿を見せてくださいました。瞑想のダイナミックでパワフルな力を証明してくれて、こちらが勇気づけられました。

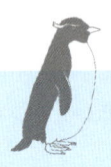

from therapist

援助者のパフォーマンスを高めるツール

　以前からさまざまな瞑想を自己流で行っていましたが、いろいろな形の瞑想法があり、他人に紹介したり、説明したりするのが非常に難しいと感じていました。そんなとき、「臨床瞑想法指導者養成講習会」で4つの瞑想法を教えていただき、自分の中でも整理がつき、実際の臨床の場でも使えるようになりました。

　自分自身、ほぼ毎日、日常的に瞑想を行っています。朝起きたとき、通勤電車の中、仕事に入るとき、患者さんが途切れたとき、これからタフな症例に向かうとき、仕事を終えるとき、などなど、それぞれのシーンで呼吸法や瞑想、氣功を自然と行っています。数分の瞑想で気分が落ち着き、丹田に氣が収まって、ニュートラルな自分に戻れる気がします。

　最近は、日々の診療にも積極的に用いています。放射線治療に通っておられる患者さんの中には、がんに関連する症状や治療に伴う副作用、不安や怖れなど、身体的、精神的症状を抱えた方が多くおられます。治療に通っていただきながら、それらの症状にも対応させていただくことが、その後の経過によい影響を与えるということを、今までの患者さんたちが証明してくれています。

　不安や緊張が強い方には、まずは「ゆるめる瞑想」から入ります。通院に慣れて緊張がほぐれてきたら、「みつめる瞑想」や「たかめる瞑想」を利用します。ビジ

ネスや自己啓発の分野において、「得たい結果」や「なりたい自分」をありありとイメージすることが、目的達成のために非常に有効であることは、古くから知られています。「たかめる瞑想」を通じて「得たい結果」や「なりたい自分」にフォーカスすることは、その人の生きる力や自然治癒力を高め、健康を取り戻す活力になります。

　希望や信頼は治癒への推進力となり、不安や恐怖、絶望感はそれを抑制します。不安や恐怖、絶望感に対処し、希望や信頼を育むのに「たかめる瞑想」は非常に強力なツールになり得ると確信しています。さまざまな治療をしながらも結果が出ないとき、自分のやり方や出したい結果への「執着」に囚われて、思考に柔軟さを欠いて視野が狭くなってしまったとき、「ゆだねる瞑想」を思い出します。自己の限られた知識や経験からの恣意的な働きかけがすべてではなく、自分にも患者さんにも、自己を超える大いなる存在からのサポートは常にあり、それは今も有効に働いていると信じて、自然の流れに身をゆだねてみると、ものごとがスムーズに流れ出す、ということもよく経験します。

　以上のように、瞑想法は、日々の臨床のさまざまな場面で活用することができ、患者さんの変容を促すだけではなく、援助者にとっても精神的安定性や健全性を保ち、自己のパフォーマンスを最大限に発揮するのに役立つ最高のツールであると思います。

事例 11

みつめる瞑想

診療所の外来患者に臨床瞑想法を行った内科医の事例

セラピスト
浅田 弘子
浅田診療所内科医、産業医

クライアント
高血圧症で通院中の
40歳代女性

◆ **場所の設定**
・内科診療室にて、机を前に、クライアントとセラピストが横並びで椅子に着座。

◆ **セッションの導入・展開**
・つらさやニーズの聴き取り、インテーク、瞑想、宿題。

◆ **セッションの流れ**
○1回目：ゆるめる瞑想（約15分間）
・傾聴とバイタルサインの確認後、全身リラックスと呼吸法を指導し、家庭での血圧測定と瞑想実践の記録を宿題とした。
○2回目：ゆるめる瞑想（約15分間）
・記録から気づきの確認とアドバイスを行う。呼吸と心身の一致を強化。
○3回目：ゆるめる瞑想（約15分間）
・思考から感覚へのシフトを促し、出てくるイメージを受け入れる誘導瞑想（p.129参照）を行う。
○4回目：ゆるめる瞑想、みつめる瞑想（約15分間）
・降圧をイメージする誘導瞑想を行う。家族と自分との関係を課題として、みつめる瞑想を提案し、記録を指示。
○5回目：みつめる瞑想（約15分間）
・家族や自分への気づきを確認し、次回セッションまでのテーマを自分で選んで、日常の瞑想の課題とする。

臨床瞑想法実施前のクライアントの状態（言葉や態度など）

　クライアントは、無治療の高血圧症による急性脳症で救急搬送されるエピソードを数年来繰り返している、40歳代の女性です。体調不良を契機に来院されました。治療には否定的で、「薬は飲みたくないが、浅田先生とは気が合うから通院します」と言い、コンプライアンスは悪いながら内服加療を開始されました。

　加療開始後、血圧が安定傾向を示した3カ月目より瞑想法を導入しました。パチンコが唯一の趣味で、ややホリックな印象があり、「家族は勝手なことばかりしている。私にばかりしわ寄せがくる」と、怒りを見せることが多くありました。自分の健康については、「自覚症状がないときは気にならない」と言い、関心が低い状態でした。

　初診時は血圧が200/110 mmHg程度あり、不安定でしたが、瞑想法を導入する直前には、降圧薬で140〜160/90 mmHg程度にコントロールできていました。肩こりやいらいら感、不眠を自覚されていたので、薬を使わずにそれらをコントロールできる可能性のある方法として瞑想をすすめたところ、試してみることを了承されました。

臨床瞑想法実施後のクライアントの状態（言葉や態度など）

　瞑想開始直後より、血圧の極端な変動は減る傾向を示し、「瞑想しながら朝まで寝てしまう」と嬉しそうに言い、瞑想時間を楽しんでいる様子が見られました。瞑想開始後2カ月目（4回目のセッション）頃より、「血圧が高いときは何となくわかるし、肩の緊張にもはっと気づくようになってきました。血圧も自分で少しは戻せると思います」と言って、「降圧薬は飲み出したら一生飲み続けなければならない」という思い込みから解放され、治療に前向きになられています。実際、血圧が130/80 mmHgくらいとなることも珍しくなくなり、自宅での血圧と体調も次第にきちんと記録できるようになり、薬も処方通り内服されるようになりました。

　また、みつめる瞑想を始めてからは、「母や夫に怒っても損。自分の病気が悪くなるし」と言い、自分自身のことを話題にされることが増えました。パチンコについては、好きなことをするのは血圧にもいい影響があるので適度に楽しむようにと話したところ、「（楽しみが苦の種にならないように）何事

もバランスだよね。リラックスのためのイメージとしてパチンコを使うこともあります」と笑っておられました。

▶ **セラピストの感想**

クライアントは瞑想を通して、自分に心身をコントロールし得る力があることを確信し、病気に対しても前向きになられました。また、環境を変えずとも人間関係の苦悩を軽減することができることにも気づかれたのではないでしょうか。セッションでは、瞑想による効果の確認と気づきのシェアにほとんどの時間を使いました。私は瞑想の小さな種をお渡ししただけで、ご自分で種を育ててくださいました。瞑想の指導としては、時間的に見ればはなはだ不十分なかかわり方ではありましたが、必要な方には伝わるのだとも教えていただけた気がしております。

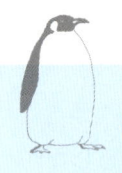

from therapist

高ストレス者に面接指導する際の選択肢に

私は内科医として、多くのがん患者の治療に当たって参りました。けれども、告知をした方を含め、誰一人として「いつまで生きられるの」といった、死にまつわる話をされたことはありません。勤務先が急性期病院だったこともありますが、私が心の底でそれを拒否していたからだろうと、今ではわかります。病棟に行くとき、私は内心びくびくしていました。「もし質問されたら……。打つ手がないのに助けてと言われたら……」。私には患者にかける言葉がなく、打つ手のない病人の前でただただ無力でした。

今は開業医となりましたが、在宅での看取りに取り組む中で、未解決のその無力感を突破するために、5年前から認知行動療法を学び始めました。その中で瞑想法と出会い、大下大圓先生のご指導をいただく機会に恵まれました。今ある認知を変えようと頑張るのではなく、不健全な認知をあるがままに眺め、気づいていく、その優しいあり方は、心にしっくりと入りました。人の役に立つ医師でありたいとあ

がいてきましたが、今はその心をもって「トホホな町医師」で生きていく決心ができました。そのような中で出会い、学ばせていただいた、豪快で心優しい1人の患者さんの例を、今回はご紹介させていただきました。

　外来診療の中で瞑想を指導させていただくことは、時間的に困難ではありますが、瞑想を導入すれば、症状や治癒力の改善が見込めるのではないかと思える方が多くおられます。ゆるめる瞑想は、大下先生の豊かで深いご経験と知識から私たちに手渡された、素晴らしい贈り物です。筋肉痛や不眠症の患者にそのエッセンスをお伝えしただけで、つらさが軽減されたということもよく経験します。時間の長短にかかわらず、医療者がアプローチを工夫すれば、ゆるめる瞑想、みつめる瞑想を患者の日常に活かす橋渡しは可能だと考えます。

　2015年12月1日より、改正労働安全衛生法に基づくストレスチェック制度が施行されました。医療機関や健保組合等の機関では、ストレスチェックで選定された高ストレス者への対応が求められています。精神科や心療内科などの医療機関にアクセスしていない一般労働者に対してどう対応していけるのか、メンタルケアに精通していない多くの産業医が不安を抱えています。事業者へのフィードバックや専門医への紹介だけでは、せっかくの制度が十分に機能しないことが明らかだからです。けれども、制度の運用を懐疑的に眺めるのでなく、社会や人のあり方を見直す機会を与えられたのだととらえて、関係機関と労働者がともに前に進んでいくこともできます。高ストレス者に面接・指導をする方々には、その選択肢の一つとして「瞑想法」を取り入れ活かしていただけることを願っております。

※「誘導瞑想」とは、指導者が瞑想の手順をゆっくりと伝えながら瞑想を行うことです。音楽やナレーションが入ったCDを聴きながら行う瞑想を指すこともあります。事例で紹介した誘導瞑想は、前者を指します。

事例 12

みつめる瞑想

心理カウンセラーが数百人を対象に臨床瞑想法を行った事例

セラピスト
上野 かず子
「KAZU」ヒューマン・ヴァイタル・サポート代表

クライアント
某企業従業員
（347人）

★ **場所の設定**
・体育館で、クライアント（ストレスマネジメントの講演受講者）は椅子に着座。
・セラピストは全員の前に立った状態。

★ **セッションの導入・展開**
・ストレスマネジメントの講演の中で、メンタルヘルスケアの方法として臨床瞑想法の概要を説明。
・呼吸法、ゆるめる瞑想、みつめる瞑想を行った。

★ **セッションの流れ**
（1）呼吸法（3分間）
・息を吐き切った後に鼻から吸い、いったん1～2秒止めて口から吐く呼吸法を行った。
（2）ゆるめる瞑想（7分間）
・誘導にてゆるめる瞑想を行った。
（3）みつめる瞑想（15分間）
・続いて、「両親に世話になったこと」「両親に対して自分が返せたこと」をテーマに、みつめる瞑想を行った。

★ **臨床瞑想法実施前のクライアントの状態（言葉や態度など）**
20～50歳代の健康な、主に男性（女性は数人）の従業員347人に対して行いました。企業の特徴としては、命令により統一された集団であり、集団生

活における対人関係や仕事上の訓練などでメンタルヘルスの不調を訴える人も多いことが見受けられました。そこで、従業員のメンタルヘルス不調の未然防止、心の健康を保つことを目的とした企業教育として、臨床瞑想法を取り入れました。

　また、別の機会には、保健師・ケアマネジャー・生活相談員を対象に同様の臨床瞑想法を行いました。健康相談や生活相談などの業務において、ケースによってはうまくサポートできないことも多く、精神的負担とストレスを感じることが少なくないとのことで実施しました。このときは、クライアントはカーペット敷の床に結跏趺座または半跏座で、セラピストは結跏趺座で対面しました。

臨床瞑想法実施後のクライアントの状態（言葉や態度など）

　いずれのケースでも、アンケートからは、瞑想への興味や、実践してみてよかったということ、今後の生活でも活用したいといった感想がみられました。

　具体的には、「大変興味をそそられた／今後の生活、勤務等に活かしたい／体験したことがないような不思議な感覚だった／リラックスできてよかった／心が穏やかになった／リフレッシュできた／心が落ち着いた／ストレスの軽減、気持ちの落ち着き、集中力等が改善された／自分を振り返る少しの時間の大切さ、自分の気持ちを大切にすることの重要性に気づいた／瞑想することで頭の中を整理することができた」などです。

セラピストの感想

　いずれのケースでも、ゆるめる瞑想開始後、数分で眠りへと導かれた方がありました。時間が経つにつれ、緊張した表情が徐々に穏やかになる様子がうかがえました。

　みつめる瞑想では、「両親に世話になったこと」「両親に対して自分が返せたこと」と、テーマを決めて行いました。内観（自分の意識やそのあり方を自ら観察し内省すること）をすることで過去の記憶が鮮明に蘇り、涙する場面などもみられました。クライアントはそれぞれ、自己洞察の貴重な体験をされたように思います。

from therapist

「今、ここで」の間を共有するために

　私はカウンセリングルームを経営している看護師兼心理カウンセラーです。個人カウンセリングを行うかたわら、企業のメンタルヘルス研修・講演、心のセミナーや、各企業でのカウンセリングを行っています。

　2014年8月に神戸で開催された「臨床瞑想法指導者養成講習会：基礎コース」を受講した際に、大下大圓先生に初めてお目にかかりました。講義中に時々本気とも冗談ともとれることを真面目な顔で話される気さくな先生、というのが最初の印象です。お話しされる内容はいつも新鮮で興味深く、後になって改めて考えてみるとその奥にはほかの深い意味があったことに気づき、不思議な感動をおぼえました。

　以前は、メンタルヘルスの講演や研修の中で、リラクセーションの一つとして、呼吸法と「語りによるイメージ誘導から入る瞑想」のメディテーションを行っていましたが、臨床瞑想法を学び修了認定書をいただいてからは、瞑想法を取り入れたカウンセリングや講演・研修等を行うようになりました。

　事例のアンケートでは、①瞑想を行ってどうでしたか、②瞑想を日常生活に活用できますか、③何か気づきがありましたか、の質問に対し、某企業では347人中183人が、「瞑想に興味があり、今後も行いたい」「日常生活に活用する」と回答されています。また、保健師・ケアマネジャー・相談員の研修でも、参加者11人の全員から「瞑想に興味があり、今後も継続して行いたい」「日常に活用する」との回答が得られました。メディテーションを行っていたとき以上に、「リラックスできた」「ストレスが軽減した」「集中力が増した」「リフレッシュできた」等、瞑想を行ってよかったという声が多く聞かれました。

　臨床瞑想法は、「ゆるめる」「みつめる」「たかめる」「ゆだねる」の4つの瞑想法から成りますが、これらの習得は、私自身に「すべて（あるがまま）を信頼して迷うことなくゆだねる」という変容をもたらしました。独自のカウンセリング技法に加え、臨床瞑想法を合わせて実践することで、私自身が「今、ここで」の間を他者と共有するのが容易となり、クライアント自身の気づき、うつ症状の回復や自己変容が劇的に早くなったことを実感しています。

　私たちは、つい身近に起こる事象にばかり意識をとらわれがちですが、溺れている人には同じように溺れている人を救うことができないように、まずはケアを提供

する私自身が自分の内面世界を深く見つめ、内なる魂を高めることの大切さに気づかされました。また、臨床瞑想法の基礎をしっかり身につけ、自らが実行し、継続する大切さも、今回、メンタルヘルス講演時に臨床瞑想法を実践した体験を通して学ぶことができたのは何よりの喜びです。

　私自身は、修了認定書をいただいた後も、幾度となく大下先生のもとで再受講し、原点に戻って瞑想を続けて参りました。今後もさらに学びを深め、臨床瞑想法を活用したカウンセリングの実施と、実際に臨床瞑想法を体験してもらう研修や講演活動を継続していきたいと思います。

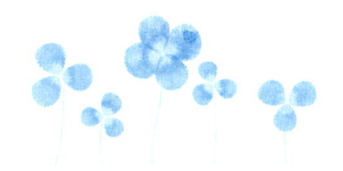

事例 13

みつめる瞑想

小学校の朝の会に臨床瞑想法を取り入れた教育者の事例

セラピスト
得丸 定子
上越教育大学教授

クライアント
小学校 3 年生
（男子 12 人、女子 10 人）

◆ 場所の設定
- 岐阜県高山市立 K 小学校の教室。
- 通常の講義形式の机・椅子配置とし、児童らには椅子に座って、身体の力を抜いてもらった。

◆ セッションの導入・展開
- 初回は大下大圓氏（千光寺住職）とクラス担任の M 先生とともに実施。
- その後、週 2〜3 回、各 5 分間程度、朝の読書の時間を利用して、クラス担任の指導のもとで行った。
- ゆるめる瞑想（ボディスキャン、p.137 参照）を行った後に、みつめる瞑想に移った。

◆ セッションの流れ
○ゆるめる瞑想、みつめる瞑想（5 分間程度）
- 毎回、クラス担任が誘導を行った。まず目を閉じ、足を床につけるようにして姿勢を正し、肩の力を抜き、誘導に従って、呼吸法を 5 回ほど行ってから、ゆるめる瞑想（ボディスキャン）、その後、みつめる瞑想を行った。

◆ 臨床瞑想法実施前のクライアントの状態（言葉や態度など）
クライアントは、山沿いの小さな町にある、小規模校の子どもたちです。周囲には清明な川の流れる、静かな環境です。児童たちは概して明るく素直で、多少大人しい印象でした。

臨床瞑想法実施後のクライアントの状態（言葉や態度など）

　瞑想実施前と実施1カ月後に行ったアンケート調査結果の中から、有意差のあった項目を紹介します。質問項目は、属性と生活習慣、独立協調性、学習志向性、友人関係、学習意欲、自由記述でした。

(1) 「他者重視傾向」について

　独立協調性尺度の下位4項目中の「他者重視傾向」にのみ、やや低いP値ですが、有意な減少傾向がみられました（t検定、$p<0.15$）。校長は、「みんなの意見に従う傾向にあり、自主性が乏しいこと」が子どもたちの課題だと言っていました。その児童が、わずか1カ月間、朝5分間の瞑想をすることによって、「他人と意見が分かれても嫌ではない」という傾向が強まりました。このことは、独立心が高まる傾向になったと解釈でき、校長は喜んでいました。

(2) 「協同志向」について

　学習志向性尺度の下位4項目中の「協同志向」では、「助け合いながら勉強したくなくなった」傾向が強まった児童が有意に多くいました（サイン検定）。これについては、(3) と合わせて考察します。

(3) 「ふれあい」について

　友人関係尺度の下位2項目中の「ふれあい」では、瞑想1カ月後に「本当の気持ちを話すようになった」（t検定・サイン検定ともに$p<0.05$）との結果でした。これは、(2) の協同志向と関連しており、瞑想実践によって他人との意見の違いを受け入れ、正直な気持ちを出す傾向が表れたのかもしれません。「助け合いながら勉強したくなくなった」という傾向は、表面的にはマイナスの効果のように見えますが、実は正直な表現であり、独立心が強まった結果ともとれると考えます。

　他の調査でも、禅やマインドフルネス瞑想を深めることによって、人格的にプラスの影響を及ぼしたという結果が多く示されています。成育途上にある児童だからこそ、まずは自分自身の欺瞞性を除くことが、人格形成の一歩となるのではないかと考えます。

from therapist

子どものストレス軽減にも効果あり

　私は、セラピストでも臨床心理士でもありません。大学の教員として23年間、主に学校教育での「いのちの教育」について、教育・研究を行っています。その一環として、「瞑想」の実践と研究に取り組むようになりました。

　瞑想に目を向け始めたとき、まずは、瞑想の本を読み、ワークショップに参加し、私自身が日常生活の中で瞑想に取り組みました。その頃はまだ瞑想の研究データも少なく、子ども（児童）は瞑想ができるのだろうか、また、何歳頃からできるようになるのだろうかと不安に思っていました。しかし、実際に取り組んでみると、今回の小学校3年生の事例が示すように、低中学年の児童でも、ゆるめる瞑想やみつめる瞑想ができるということがわかりました。また、たとえ1回の瞑想であっても、心身の変化を感じ取ることができるということもわかりました。

　言葉で気持ちをうまく表現することが可能な年齢である5年生に、瞑想後の変化について質問をすると、半数強が、心の変化があったと答えました。瞑想後の感想の1例を紹介しますと、「ちょっと気が楽になった」「心が落ち着いた」「心地よかった」「瞑想をしているときは、普段聞かない音が聞こえてきたり、不思議な感じがした」「今回は変化がわからなかったけれど、今後、実践してみたい」「今まで知らなかったことを知ることができた」など、効果を実感できなかった児童も、プラス面での感想を書いていました。

　私は瞑想に鈴や音楽を用いるのですが、児童たちは1回の瞑想では効果がわからなかったとしても、「鈴の音や音楽が気持ちいい」など、音に集中した感想を多く語ります。「集中しなさい」「深い呼吸をしなさい」「呼吸に注意を向けなさい」と言葉で助言した場合は、大人でも気が散るものですが、「瞑想＋音」は注意集中に効果的といえます。

　また、大学生を対象に8カ月間、言葉によるさまざまな誘導瞑想（p.137参照）を行い、心身の効果を測定したことがあります。月曜日の朝、授業前に集合して20分間瞑想し、それ以外は、瞑想導入の言葉と音楽を吹き込んだCDを配布して、自主実践としました。瞑想効果は、唾液を採取し、ストレスマーカーであるs-IgAとアミラーゼ活性で測りました。両マーカーとも、初日から、ストレスを有意に下げる結果を示しました。しかしその一方、心理尺度では8カ月後でも有意な結果は得

られませんでした。つまり、意識（主観）では瞑想効果は表れなかったけれど、身体（客観）ではストレスが下がるという効果が表れた──身体のほうが素直に瞑想効果を感じ取っていたのです。

　私は、大学の出前講座で「ストレス低減」としてマインドフルネス瞑想を行っており、公立の小・中・高等学校からよく招かれます。公立校では「瞑想＝宗教」ととらえて敬遠されるのではと危惧していましたが、何の心配もありませんでした。別の角度から見れば、現代では児童・生徒にもストレス対策が重要な問題になっているということのあらわれと思います。今後の瞑想研究として、悲嘆や生きがいへの影響効果にも取り組みたいと考えています。

※「ボディスキャン」とは、CTやMRIなどで身体をスキャン（走査）しチェックするように、身体のすべての部分に順次、意識を向ける瞑想法のことです。
※「誘導瞑想」とは、瞑想を指導する人が、言葉を用いて瞑想の誘導を行うことです。たとえば、言葉がけによって呼吸の仕方を導いたり、身体のすべての部分に順次、意識を向けさせたり、なりたい自分や望む未来をイメージさせたりする瞑想法をいいます。

事例 14

たかめる瞑想

不安心理の緩和を目的に臨床瞑想法を活用した僧侶の事例

セラピスト
髙山 誓英
臨床宗教師、成田山真如院
札幌分院住職

クライアント
心身ともに不安定な状態にある
30歳代女性

◆ 場所の設定

- ・成田山真如院札幌分院本堂。
- ・クライアントは、本堂内の適当な場所に自由に座る。
- ・セラピストは、クライアントに対峙して座る。

◆ セッションの導入・展開

- ・セラピストの指示に従い、数息観(すそくかん)、イメージ瞑想、数息観の順番で行う。

◆ 使用器具など

- ・座布団

◆ セッションの流れ（全体で50分間）

(1) 数息観（5分間）

- ・最初の数息観は、自分の置かれている境遇や雑念に振り回されて瞑想どころではなく、5分ももたず、3〜4分で終了。

(2) イメージ瞑想（10分間）

- ・次に、雪をテーマとしたイメージ瞑想を実施。自由にイメージを連想、展開する。
- ・イメージを始めるに当たっては、出発点を設定し、最後は出発点に必ず戻ることを基本とした。
- ・途中からは涙を流しながら、かなり深い瞑想に入っている模様。シェアリングで涙の意味を聞く。

（3）数息観（15分間）
・最後に再度、数息観。最初と異なり、深い瞑想状態に入っていた。

★ 臨床瞑想法実施前のクライアントの状態（言葉や態度など）

　クライアントは、4年前に離婚し、2人の男の子を育てている女性です。生活保護を受けながら、どうにか生活していますが、離婚後、急速に体調変化が生じ、虚弱体質に陥ったといいます。

　胃腸に関する疾患（クローン病疑い）、免疫不全症候群、慢性副鼻腔炎（蓄膿症）、婦人科疾患、加えて、子育てや学校対応などによる過労から、不眠、うつ症状などが、次々と現れているとのこと。入退院を繰り返し、子育てや将来への不安を抱えながら生活しているため、心理的に不安定な状態が続いていました。不安心理をなくしたいと来訪し、今後の生活や対応などについても相談を受けました。顔色が悪く、表情が暗く、笑顔が全くありません。言葉遣いも断片的で、発声も非常に小さく、「何とかしてほしい」という、わらにもすがる思いがひしひしと伝わってきました。

★ 臨床瞑想法実施後のクライアントの状態（言葉や態度など）

　傾聴、カウンセリングを行った後、クライアントの不安心理を緩和するためには瞑想が必要と考え、実施しました。

　「数息観」とは、呼吸する回数を意識的に数えて気持ちを集中する瞑想法のことを言います。このとき呼吸は、大きくお腹いっぱいに空気を吸い、溜まった空気をお腹に力を込めて保っておき、保った空気をゆっくりと時間を長くかけて（通常7～10秒程度）吐き出し、そして吐き切ったところで呼吸の回数を1回と数えます。そして、10回程度の呼吸回数を数え終わって1セッションとします。慣れているクライアントは、10～20回位の呼吸回数を数えて1セッションとしますが、多くの場合は瞑想のウォーミングアップのつもりでセッションの最初に行います。

　この事例のクライアントは全くの初心者でしたので、最初に行ったセッションでは、吐く息の時間が2～3秒と非常に短く、瞑想には程遠い内容のものでありました。クライアントからは、「雑念やいろんな思いが頭の中に錯綜して全く落ち着くことができませんでした」と感想を述べておりました。

次に行ったイメージ瞑想では、幼少期、母親も元気に生きていた頃、何の不安もなく両親と弟との4人で幸せに家族生活を送っていたことを思い出していました。——クライアントは、近所の子どもたちと、小さな丘でソリ滑りをしている。父親は、家の前にかまくらをよく作ってくれた。ソリ遊びをやめてかまくらの中に入ると、弟と父親がいる。そこに、母親がラーメンを作って持って来た。家族でワイワイ言いながらラーメンを食べている——。その様子をイメージしているとき、自然に涙が出てきたといいます。なお、このとき、クライアントの心には安心感が生まれ、心理的に落ち着いたと後述しています。

　数分の休憩をとり、セッションの最後に再度、数息観を施しましたところ、最初の数息観がわずか2〜3秒程度で息を吐き切っていたのに対し、最後に行ったセッションでは、呼吸時間が7〜10秒というゆっくりとした長さになっておりました。また、10回の呼吸回数を数えた時間が最初のセッション時間の倍近くをかけておりました。セッションを終えたクライアントからは、「久しぶりに心がゆったり、落ち着いた状態になれました」との感想がありました。

◆ セラピストの感想

　イメージ瞑想は、私が考案した方法で、1つのテーマを提示し、テーマに沿って自由にイメージしてもらいます。クライアントは、自分のスピリチュアリティに沿ってイメージを広げていることがわかります。このほかにも、当山の修行道場において瞑想を行っておりますメンバーから、瞑想後のシェアリングの中で「雑念が全くない深い瞑想状態の中に入っておりました」という感想が寄せられております。このようなことから、イメージ瞑想と数息観などを組み合わせることで大変大きな瞑想効果が得られていることに気づかされております。

from therapist

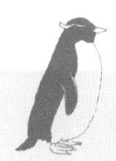

イメージ瞑想と組み合わせることで効果が増す

　当山では、毎週土曜日の午前8時30分から、修行道場「不動の会」を実施しています。この会の中心の修行命題は瞑想で、臨床試験と称し、さまざまな内容を組み合わせて試行錯誤しながら、参加者に対して行っております。

　その一つが、大下先生ご指導の4つのメソッドと、私が考えたイメージ瞑想とを組み合わせて行う方法です。イメージ瞑想では、イメージを組み立てるとき、ほとんどの人が、自分のスピリチュアリティに沿ってイメージを広げていることがわかります。さらに、イメージを広げているときは、心に安心感が漂っているようで、居ごこちのよさを感じていることが伝わってきます。ただ、その人にとっての「居ごこちのよさ」は、その人に特異な性質のようなものでもあり、その人がもつ「こだわり」のようなものにつながっているようにも感じます。また、イメージ展開の仕方は、その人の人格の特徴を表現しているようにも見受けられます。したがって、これらのことから、その人の心理分析ができるように思えます。

　また、イメージ瞑想は、大下先生ご指導の4つのメソッドに当てはめると、「みつめる瞑想」であることには変わりありませんが、「ゆるめる瞑想」にもなりそうですし、「たかめる瞑想」にも匹敵するようにも思えます。もう少し臨床データを積み上げて、中身をきちんと探っていきたいと考えております。

　もう一つわかったことは、イメージ瞑想と大下先生ご指導の4つのメソッドとを組み合わせて行うと、瞑想の効果が非常によく発揮されるということです。特に、イメージ瞑想を行った後に数息観などの瞑想を行いますと、初心者の方でも比較的容易に深い瞑想の境地に入ることができ、また、深い瞑想の境地に入れますと、クライアントの心には落ち着きと安心感が広がるようです。今後さらに適応や応用の幅が広がることを期待したいと思います。

事例 15

たかめる瞑想

幅広い年代を対象に複数回の臨床瞑想法を実践した事例

セラピスト
伊東 和香子
認定スピリチュアルケアワーカー、
有限会社翁堂代表取締役

クライアント
10代〜40歳代の男女
(5人)

▶ **場所の設定**

【1回目】
・公共施設の音楽室にて。クライアントは各々、間隔を空けて座り、セラピストは適度な距離を置いた場所に立つ。

【2回目】
・公共施設の和室(24畳)にて。クライアントは各々、間隔を空けて横臥し、セラピストは適度な距離を置いた場所に立つ。

▶ **セッションの導入・展開**

・ワークショップのプログラムの一つとして施行。

▶ **使用器具など**

・ヒーリング音楽のCDを、小さな音量で流した。

▶ **セッションの流れ**

【1回目】
○ゆるめる瞑想（15分間）
・呼吸法を行い、頭頂部から順次力を抜いて、瞑想に入った。

【2回目】
○ゆるめる瞑想〜たかめる瞑想（10分間 + 35分間）
・前段階としてゆるめる瞑想を行い、引き続き、たかめる瞑想を行った。
・「5年後の自分をポジティブに、詳細に思い描いてください」と案内した。

臨床瞑想法実施前のクライアントの状態（言葉や態度など）

参加者のうち、10代の2人にとって瞑想は全く初めての経験でしたが、恐れや疑いの感じは受け取れず、まずは言われたことをやってみようという姿勢でした。他の参加者は、各々が違う場で経験したことがあるとのことだったので、「初めてのやり方かもしれないが、試しに案内通りに行ってほしい」ということをお願いしました。いずれの参加者にも抵抗感はなく、瞑想による内観を楽しみにしているようでした。

臨床瞑想法実施後のクライアントの状態（言葉や態度など）

座位による瞑想では、足の痛さに意識が行ってしまい、ゆるめることが存分に味わえなかったという参加者もいました。一方、横臥位ではやはり寝てしまうこともあり、いずれの場合も残念な思いをしている様子でした。

10代の2人にとっては、日常では経験できない深いリラックスと、静かな内観の時間は、鮮烈な体験だったようです。「音楽室のほうが、暗くて外の音が入ってこないからよかった。和室は、子どもの声などが聞こえて気になってしまった」と、集中できていたことをうかがわせ、また、環境により動いてしまう心を観察できていることが感じられました。

「5年後」や「ポジティブ」など、個人の課題を連想させるキーワードに引っかかってしまい、回避してしまった参加者もいましたが、実践後のシェアでは、「内観することはときに愉しく、ときに厳しい」と、異口同音に話してくださいました。

セラピストの感想

瞑想を初めて体験する2人にとって、若年であることがどう作用するか、少し不安がありましたが、全く無用の心配でした。むしろ、彼らにこそ効果絶大で、広がる未来に有用なのではないかと思えました。今後も機会があればぜひ誘いたいし、この2人に限らず、若年者を対象にした瞑想会を開きたいと思いました。

導入に際しては、参加者が言葉に引っかかってしまうことを恐れて注意を払っていましたが、やはり複数人ですと、どうしても全員をニュートラルにスタートさせることは難しいです。またそれらも、各人の課題とその解決につながることとして、私自身が余裕をもって臨もうと考えました。

from therapist

言葉にならないものを受け取る力を育てる

　瞑想に対して、世間の多くの人が宗教色を強く感じ、また、某事件の影響から、「洗脳」というイメージが浮かぶなど、懐疑的であることは否めません。しかし、実際にはその効果は絶大で、しかも即効性があることは、私自身が身をもって知っているところです。

　よいものであるから広めたいという志に、ジレンマが生まれるところですが、そこはご縁で、準備のできた人から出会えるのだと、最近では納得しています。踏み出せないでいる人を目の前にすると、とても残念に感じますが、準備ができていない状態で無理強いしても、よい結果は生まれません。あるいは、準備ができているのに、今一つ踏み出す勇気をもてず、逡巡している状態の人もいるので、見極めが大切だと思っています。つい、お節介で招き入れると、せっかくの道を逆に遠ざけてしまうことになりかねず、待つことも意味があると、今回の事例でも感じました。

　以前より私は、米国発のメディテーションを行っていて、それはそれでよさがあるのですが、仏教瞑想にも憧れがありました。日本スピリチュアルケアワーカー協会（JSCWA）の養成講座で大下先生に出会い、「第１回臨床瞑想法指導者養成講習会」にお誘いいただきました。千光寺での瞑想では、身内に強烈なパワーを感じる、素晴らしい経験をさせていただきました。瞑想はどこでも行うことはできますが、お寺という場や護摩の力により、やはり特別な時間を過ごせます。このような機会を得られる場が、各地で増えるよう願っています。

　また、私は、演劇のトレーニングを取り入れた、セルフケアのためのワークショップを主催しています。臨床心理を学ぶうちに、対人援助者にこそ、セルフケアのテクニックを身につけることがまず必要だと思うようになりました。演劇は、「最古の心理療法」と言われているように、メンタルトレーニングに有用なものがいくつもあります。ただ、ワークショップでは、感情解放などの発散や自己表現をするプログラムが主ですが、方法として合わない人たちがいることも実感していました。

　瞑想に限らず、回を重ねると感覚がつかめてくるものです。事例では、２回目のゆるめる瞑想を行ったのは10分間くらいでした。初心者でも同日であれば感覚が残っているため、リラックスして集中できるまでにそう時間はかかりません。

また、はじめた時分は、深くリラックスした感覚に感動したり、今までにない不思議な心の動きを感じたりすることがあります。そして、続けていくと、当初受けたような感動的な感覚に、毎回なるわけではないことに気がつきます。感覚を追い求めると、「追う」ということに囚われてしまい、求めるところからは遠ざかってしまうのです。そのような参加者の様子を見聞きしますので、身に付くまでは、リードに集中することをお願いしています。

　しかし、課題に向き合えないと、回避行動として、リードに集中できなくなります。課題とは、自己実現のために乗り越えたほうがいい問題のことです。問題と対決する時期が早いと、自ずと回避してしまい、横に置く、棚上げする、見ない振りをする、さらには、気がつかないという、自己防衛が働きます。瞑想でもワークショップでも、同じ反応があります。リードされた言葉を都合よく変えて、あたかも瞑想を実践できたかのように、自分に納得させてしまうのです。また、時期だけでなく、「場」の影響も大きいでしょう。感覚が感じ取ったものを純粋に受け止められる感性は、安全なところで養うことができます。安全と感じない場所で心を拓くことは難しいので、「場」をつくることも瞑想法指導者の役目だと思います。

　主に視覚からの情報と、知識や思考といった言葉による自己統制を最良としている人々は、その他の感覚はあまり重要としていません。しかし、たとえ本人が思考によって自己をコントロールしていると思っていても、どうしても自己不一致が生まれます。それは、身体感覚をはじめ、本人を構成しているものすべてが連動し、知覚していなくても感覚は収得されているからです。思考通りにならないことは諸々の不都合になるのですが、一つの方法として、瞑想体験をあるがままに感じ、受け取ることから、課題やその解決への気づきとなるのではないかと思います。

　スピリチュアルケアの場でも必須な、感性（言葉にならないところのものを、自信をもって感じ、伝えられ、また受け取れる能力）を育てる方法として、瞑想は、行う人を選ばない、とてもよい訓練法だと考えます。

事例 16

たかめる瞑想

死への不安を抱える患者に臨床瞑想法を実施した僧侶の事例

セラピスト
玉置 妙憂
在宅看護ステーション
僧侶、看護師

クライアント
末期の肺がんにより
在宅療養中の70歳代女性

▼ **場所の設定**（1回目）
- クライアント宅の居間。
- クライアントにはソファに座ってもらい、セラピストはその前の床に着座。

▼ **セッションの導入・展開**
- 会話の流れから瞑想の話になり、クライアントがやってみたいとおっしゃったので、ゆるめる瞑想を実施。

▼ **使用器具など**
- 仏壇にあったお鈴（りん）をお借りし、使用した。

▼ **セッションの流れ**
　〇ゆるめる瞑想（30分間）
- 呼吸に意識を集め、入ってきた酸素が肺から全身に静かに広がっていくイメージを繰り返した後、身体の力を抜いて瞑想に入った。

▼ **場所の設定**（2回目）※1回目の約ひと月半後
- クライアントはベッドに寝て、セラピストはベッドサイドの椅子に着座。

▼ **セッションの導入・展開**
- ゆるめる瞑想から、みつめる瞑想、たかめる瞑想へと移行した。

▼ **使用器具など**
- 仏壇にあったお鈴（りん）をお借りし、使用した。

セッションの流れ

○ゆるめる瞑想（20分間）、みつめる瞑想（15分間）、たかめる瞑想（25分間）
・まずはゆるめる瞑想で身体の力を抜き、みつめる瞑想で身体の声を聴いた。その後、「死んだらどこへ行くのか」という対象者の問いを「死んだらどこへ行きたいか」と変換して、たかめる瞑想のテーマとし、実施した。

臨床瞑想法実施前のクライアントの状態（言葉や態度など）

クライアントは、末期の肺がんのため呼吸状態が不良で、全身状態は週単位で悪くなっていく傾向にありました。「早く死にたい。早くお迎えが来ないかしら」と言う一方で、「今年生まれた孫の七五三まで生きていたい」と言うなど、不安定な精神状態が見て取れました。「死んだらどうなるのか」と、死そのものに対する恐怖より、その先がわからないことへの不安が強いようでした。

臨床瞑想法実施後のクライアントの状態（言葉や態度など）

1回目のゆるめる瞑想の後、「いつも息が苦しいと思っていたけど、酸素の粒が身体の中に広がる感じを思い浮かべてみたら、少し楽になった」、2回目のみつめる瞑想の後、「私の身体は、もう、だめだと思う」、たかめる瞑想の後、「何にもないところに行きたいと思った。考えなくてもいいところ。静かで、何もないところ。もう、苦しくないところ。そんなところに行くのだったらいいかもしれない」との言葉が聞かれました。

セラピストの感想

余命が長くないことを知らされているクライアントにとって、毎日の暮らしは死への下り坂でしかなかったかもしれません。瞑想の実施に際しては、心身ともに安寧ではない状況の中で行う危険性を考え、躊躇する気持ちもありました。しかし、最終的には「たかめる瞑想」まで進んでいただくことができました。その結果、クライアントの大きな課題であった「死の先のイメージ」をしっかりと描き、さらにそのイメージを肯定的にとらえていただくことができたように思います。

from therapist

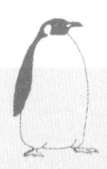

相手の深い想いにコミットするためのツール

　私は長い臨床経験の中で、何度も、「もう現代医学には打つ手がない」という状況にある方とお会いしてきました。そのときの私は、看護師として精神面のサポートについて学んではいましたが、その学びは「死」を包括していませんでした。どんなに医学が進歩しようとも避けることはできない「死」というものについて、あまりにも不勉強でした。

　末期のがん患者から不意に、「もう死ぬしかないんだよ」と言われ、その言葉のあまりの重さに慄き、「そんなこと言わないで」とごまかし、その場から逃げ出してしまったことがありました。死に向かっているとはっきり認識したとき、人はどれほど孤独になるものでしょうか。だからこそ、誰かの手を求めるのかもしれません。でも、私には、死に直面した人が怖かったのです。自分の想像を超える深い孤独、魂の痛みを受け止めることは、とてもできませんでした。

　その後もずっと、「魂の深い痛みに向き合うことができない」という課題を抱えながら現場に立っておりましたが、機会を得て、臨床瞑想法というツールに出会いました。

　臨床瞑想法という媒体を使って、相手の深い想いにコミットすることには、2つの大きな利点があります。

　一つは、私が言葉を使わなくて済むということです。魂の深い痛みの前では、どんな言葉も無遠慮で、浅はかで、虚しいだけです。それだけならまだしも、安易に発した言葉は凶器となって、さらに相手を傷つけてしまうことさえあります。諭す、説得する、慰める……どれもこれも無意味です。でも、臨床瞑想法では言葉を使うことなく、空間を共有することによって、安心感や充足感を生み出すことができました。そして、瞑想によって得た感覚をクライアント自身が自らの言葉で語り、それを聴き、共有させていただくことで、たとえ短い時間であったとしても、運命の糸を絡ませたような深いつながりを、相手の方に感じていただくことができたようです。

　もう一つは、臨床瞑想法が私自身を支えてくれるということです。よきケアギバーであろうとすればするほど、生老病死の理の前に自分の無力さを痛感せざるを得ません。そんなとき、臨床瞑想法というツールは、リセットをかけてくれます。

「ケアしようとする者は、ケアされなければならない」と大下先生が常日頃ご教授くださっているように、いかに自分自身を浄化できるかが、ケアの質を左右すると実感しています。

　臨床瞑想法は、私の大切なツールです。このツールをもったことによって、課題の解決に向けて大きく一歩前進できたと感じています。

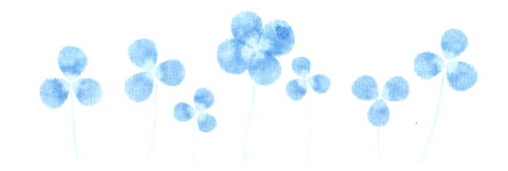

事例 17

ゆだねる瞑想

強い不安感情をもつ療養者に臨床瞑想法を継続的に実施した事例

セラピスト
大下 大圓
T内科クリニック、認定スピリチュアルケアワーカー

クライアント
透析治療中の60歳代男性

★ 場所の設定

- T内科クリニックの透析室（ベッド上）、および飛騨千光寺「自由な心の道場」2階和室（20畳）。
- クライアントには仰臥していただき、セラピストはそばに着座。

★ セッションの流れ

(1) 臨床瞑想法の説明（15分間）
(2) ゆるめる瞑想（45分間）
(3) シェアリング（15分間）

※上記（1）～（3）を1カ月間、3日おきに実施した後、段階的に下記に進み、（6）までは、さらに1カ月を費やす。

(4) みつめる瞑想（30分間）
(5) たかめる瞑想（30分間）
(6) ゆだねる瞑想（30分間）

※クライアントが自分で瞑想を行うようになってからは、時々シェアリングをしながら、5年ほど瞑想を続けた。

★ 使用器具など

- 座布団、毛布、CDプレイヤー、チベッタンベル

臨床瞑想法実施前のクライアントの状態（言葉や態度など）

　　クライアントは当初、透析治療を受け入れられず、自尊感情の低下や自己否定的な意識が支配的でした。その4カ月後、スピリチュアルケアワーカーに対して「呼吸法をしてみたい、精神的なものを整えたい」という意思表示があり、千光寺で毎週2～3回程度、瞑想を実施しました。

臨床瞑想法実施後のクライアントの状態（言葉や態度など）

　　臨床瞑想法導入初期の頃は、瞑想に対してうまく適応できない状態が続き、懐疑的な意識に苛まれる状態にありました。しかし、さまざまな瞑想法を試し自己流の瞑想活動を地道に探求された結果、最終的には、「たかめる瞑想」として瞑想導入時にチャクラを意識した発声を試みることによって、心身機能の促進、両親に対する愛情意識の湧出など、不安から安心への意識変容がみられ、瞑想を生活化するまでに到達しました。

　　クライアントは、透析導入時から約2年間、頻拍発作と胸内苦悶による死への大きな不安がありましたが、「自分の死の課題をどうするか」というスピリチュアルペインに対しては、瞑想による洞察を通じて、やがて自身で克服するに至りました。以前から気功を取り入れていたこともあって、療養生活に瞑想を導入しやすかったと思われます。瞑想によって生きがい観が増し、それが健康生成に有用であるとの自覚が生じたのは、瞑想開始から6年後に、半年間だけ瞑想を意図的に休んだときでした。瞑想をやめた時期には、血圧が高くなり、降圧剤の指示も増えましたが、その後再び瞑想をはじめると血圧が安定しているという本人の自覚がありました。

　　その後、「みつめる瞑想」を深めることで、すでに死亡している父親に対する固執感情がほどけ和解へつながるとともに、自身の存在意義を獲得する「ゆだねる瞑想」をも体験することになりました。

セラピストの感想

　　透析治療をしながら、生活のために仕事をする毎日は大変です。クライアントは当初、自分自身の現実を受け入れられない意識が働いていましたが、カウンセリングや瞑想法の実践によって自己受容が生まれ、また家族関係の修復にも瞑想が役立ちました。クライアントの瞑想を持続するエネルギーが、心身の健康生成によい効果をもたらしたといえるでしょう。

from therapist

生きる意味や自尊感情の高まりにつながる

　私は、岐阜県高山市内のT内科クリニック院長から委嘱を受けて、2000年から14年間、非常勤の「臨床スピリチュアルケアワーカー」として勤務しました。毎週1日程度の、主に透析室での面談活動でした。同じ市内ということもあり、患者のみならず、院長を含む医療スタッフのリラクセーションや瞑想ワークショップなどを、飛騨千光寺で行ったこともあります。そんな活動の中で知り合ったのが、本事例のクライアントです。

　クライアントは透析開始当初、人生の無意味感やいらいら感があり、自尊感情の低下が懸念されると同時に、死への不安と恐怖がありました。これらの精神状態はクライアントに特有のものではなく、透析患者がよく経験する対象喪失（object loss）とそれに対する反応といえます。対象喪失とは、「生命的危機感、身体機能の衰え、活動範囲の制約、性機能の低下などによる自己像の喪失」をいいますが、透析導入時から維持期にかけては、対象消失に対する否認、抑うつ的不安、罪悪感、喪失体験、分裂、退行、置き換えといった「悲哀の仕事（mourning work）」の段階にあり、医療スタッフによる適切な判断や心理的支持が重要となります。

　発病によって、いったんは本業とする職人としてのプライドや誇りを喪失したものの、瞑想によって闘病中でありながら自己洞察を深め、自信を取り戻し、やがて心の学びをする仲間にもポジティブな影響を与えていきました。彼の透析療養過程は、疾患を経験し、そこから新たな健康生成を獲得していく、「療養生活における生きる力」の創出を示唆しています。さらに、瞑想を取り入れた自らの療養のあり方を、同じように療養生活をする知人にアドバイスしており、それが新たな生きる意味や自尊感情の高まりにつながっている現実があります。

　クライアントが実践した「たかめる瞑想」や「ゆだねる瞑想」によって、健康生成の指標であるセンス・オブ・コヒアレンス（Sense of coherrence＝SOC）：首尾一貫感覚が向上したともいえます。

　クライアントは7年にもわたる瞑想生活で、特に「みつめる瞑想」の自己洞察で意識変容をもたらし、それまで反感をもっていた父親とのスピリチュアルな和解につながり、「ゆだねる瞑想」で先祖や超越した意識「法縁」への洞察を遂げました。

■資料：臨床瞑想法に関する文献一覧

　これまでの臨床瞑想法の実践を通じて、私がまとめた書籍、論文、学会発表、その他の報告書の一部を下記にまとめました。実践や記録、データ分析などを複数の研究者と協力して行ったものも含まれます。詳しい内容については、「臨床瞑想法教育研究所」へお問い合わせください。（大下大圓）

■書籍
- 大下大圓（2005）：癒し癒されるスピリチュアルケア—医療・福祉・教育に活かす仏教の心，医学書院．
- 大下大圓（2010）：ケアと対人援助に活かす瞑想療法，医学書院．
- 大下大圓（2012）：いさぎよく生きる—仏教的シンプルライフ，日本評論社．
- 大下大圓編著（2014）：実践的スピリチュアルケア—ナースの生き方を変える"自利利他"のこころ，日本看護協会出版会．

■論文
- 名嘉一幾・郷堀ヨゼフ・大下大圓，他（2012）：学校における瞑想実践とその評価，上越教育大学研究紀要，第31巻，p.253-261.
- Oshita D, Hattori K, Iwakuma M（2013）：A Buddhist-based meditation practice for care and healing：an introduction and its application, International Journal of Nursing Practice, 19, Suppl. 2：15-23.
- 槇本智景・大下大圓（2016）：看護師国家試験前の看護学生に臨床瞑想法を活用したメンタルトレーニングを試みる，看護教育，57(6)，p.452-455.
- Iwakuma M, Nakayama T, Oshita D and Yamamoto A.（2016）：Short- Term Loosen Up Meditation Induced EEG and Autonomic Response in Healthy Japanese Students, Journal of Alternative Medical Research 2.（1）：113.

■学会発表，報告等
- 大下大圓（2010）：寺院本堂における子育て中の母親対象の瞑想実習，仏教看護・ビハーラ学会，第6回年次大会発表抄録．
- 大下大圓（2011）：瞑想療法の有用性—仏教寺院におけるスピリチュアルケアセミナーより，第2回日本仏教心理学会抄録．
- 岩隈美穂・大下大圓・山口洋典（2012）：宗教と医学の対話を拓く—宗教家による災害での援助活動から，日本ヘルスコミュニケーション学会．
- 大下大圓（2013）：被災地における瞑想を取り入れた複合型音楽療法の有用性，岐阜県音楽療法協会．
- 大下大圓（2014）：瞑想療法の有用性，第21回日本ホスピス在宅ケア研究会長崎大会抄録．
- 大下大圓（2014）：死生観・瞑想トレーニング，第3回アジア・パシフィック PSCL 大会．
- 大下大圓（2015）：福島川内村での法話・瞑想実践，日本宗教学会．
- 大下大圓（2016）：五蘊皆苦を克服する祈り—医療における祈りとスピリチュアリティ，第5回エビデンスに基づく統合医療研究会シンポジウム．
- 大下大圓（2016）：(ケア提供者) 臨床瞑想法教室，日本ホスピス在宅ケア研究会神戸フォーラム．

索引

英字

SOC 59, 152

あ行

アクティブリスニング 33
阿字観 63, 100
阿息観 46
アラヤ識 54
イメージ瞑想 12, 138
インテーク 71
インテグラル・サポート 71
縁生によるスピリチュアルケアの構造図 36
縁生理解 35
音楽イメージ誘導法 77

か行

開眼瞑想 12
月輪観 56, 63
観察瞑想 48
クライアント中心療法 33
傾聴 32
健康生成論 59
構造的臨床瞑想法 29
光明瞑想 56
五官六根 41
心の構造図 53
己事究明 17
五体 41
五大 58

さ行

サムシンググレイト 42, 62, 64
幸せのメカニズム 60
シェアリング 71
自縁 35
自己実現 64
四諦 49
自内証 12
シャマタ瞑想 16, 46
集中瞑想 46
首尾一貫感覚 59, 152
準備運動 20
生死一如 36
処理可能感 59
自律訓練法 107
心身一如 102
心身をゆるめる方法 21
心理的援助 32
心理モデル 31
数息観 138
スピリチュアルケア 31
成育歴分析 50, 52
セッション 71
セラピストの心得 28, 70
セルフチェック 71
想念の観察 16

た行

大円鏡智 54
対象喪失 152

他縁	35
たかめる瞑想	41, 56
調身	8
調心	8
調息	8
デスカンファレンス	108
統合的カウンセリングの視座	34
統合瞑想	66
洞察瞑想	49

な行

内観	131
人我我入観	63
人間性回復のプログラム	2
能動的想像	58

は行

把握可能感	59
八正道	49
半眼瞑想	11
半構造的臨床瞑想法	30
非構造的臨床瞑想法	29
仏教的行動療法	102
閉眼瞑想	11
変成意識状態	55
法縁	35
ボディスキャン	137
煩悩即菩提	17, 36

ま行

マインドフルネス	40, 86
マナ識	54
マンダラ瞑想	56
みつめる瞑想	40, 48
瞑想の座法	9
瞑想の三要素	8
瞑想の生理的作用	3
瞑想前の呼吸法	13
瞑想を行う際の基本的な姿勢	10
瞑想を指導するうえでのポイント	78

や行

唯識	18, 54
有意味感	59
誘導瞑想	129, 137
ゆだねる瞑想	41, 62
ゆるめる瞑想	40, 43
ユング心理学	32

ら行

臨床瞑想法教育研究所	82
臨床瞑想法の定義	28
臨床瞑想法を実践する際の5つのステップ	71
レジリエンス	59
六代	58

大下大圓（おおした・だいえん）

〔プロフィール〕
1954年、岐阜県高山市生まれ。
飛騨千光寺住職、高野山傳燈大阿闍梨、日本臨床宗教師会副会長、日本スピリチュアルケア学会理事／指導スピリチュアルケア師。
NPO法人日本スピリチュアルケアワーカー協会副会長、日本ホスピス・在宅ケア研究会理事、岐阜県音楽療法士、全日本公認スキー指導員など。
京都大学大学院医学研究科、愛知医科大学大学院看護学研究科、名古屋大学医学部などの非常勤講師。
12歳で出家。高野山で仏教、密教を修業したのちに、スリランカで初期仏教と瞑想を修業する。飛騨で1986年より「いのち」の学習会として「ビハーラ飛騨」「地球人ネットワーク飛騨」を主宰し、ベッドサイドの傾聴活動やまちづくり、NPO、ボランティア活動を行うとともに、「飛騨にホスピスをつくる会」会長職を通して緩和ケア、在宅ホスピス運動を実践。
千光寺「自由なこころの道場」では、心の相談やカウンセリング、瞑想療法を主体とする研修会を行い、全国の看護協会などで講演やワークショップを展開している。

〔主な著書〕
「いい加減に生きる―スピリチュアル仏教のすすめ33」講談社、2004年
「癒し癒されるスピリチュアルケア―医療・福祉・教育に活かす仏教の心」医学書院、2005年
「他人（ひと）の力を借りていいんだよ―『縁生』で生きなおす仏教の知恵」講談社、2007年
「手放してみる ゆだねてみる」日本評論社、2010年（共著）
「ケアと対人援助に活かす瞑想療法」医学書院、2010年
「実践的スピリチュアルケア―ナースの生き方を変える"自利利他"のこころ」日本看護協会出版会、2014年（編著）
「『いのち』の重み」佼正出版社、2016年（共著）
「密教」日本評論社、2016年（近刊）　ほか

〔講演依頼・問い合わせ〕
〒506-2135　岐阜県高山市丹生川町下保1553 飛騨千光寺
TEL 0577-78-1021　FAX 0577-78-1028
千光寺ホームページ http://senkouji.com/
E-mail　daien@senkouji.com

臨床瞑想法
心と身体がよみがえる4つのメソッド

2016年9月5日　第1版第1刷発行　　　　　　　　　　　〈検印省略〉

編著	大下大圓（おおしただいえん）
発行	株式会社 日本看護協会出版会
	〒150-0001 東京都渋谷区神宮前5-8-2　日本看護協会ビル4階
	〈注文・問合せ／書店窓口〉TEL / 0436-23-3271　FAX / 0436-23-3272
	〈編集〉TEL / 03-5319-7171
	http://www.jnapc.co.jp
装丁・デザイン	paper stone
印刷	三報社印刷株式会社

●本書の一部または全部を許可なく複写・複製することは著作権・出版権の侵害になりますのでご注意ください。
©2016　Printed in Japan　　　　　　　　　　　　　　　　　　ISBN978-4-8180-1987-4